[illegible]

RESPONSABILITÉ CHEZ LES ALIÉ[illegible]

OBSERVATIONS PRISES A L'ASIL[illegible]

(Service de M. Magnan)

PAR

EDM. BLAISE

Docteur en médecine de la Faculté de Paris.

Ancien interne des Asiles de la Seine (Concours 1884).

PARIS

IMPRIMERIE DE LA FACULTÉ DE MÉDECINE

A. DAVY, SUCCESSEUR DE A. PARENT

52, RUE MADAME ET RUE CORNEILLE, 3

1887

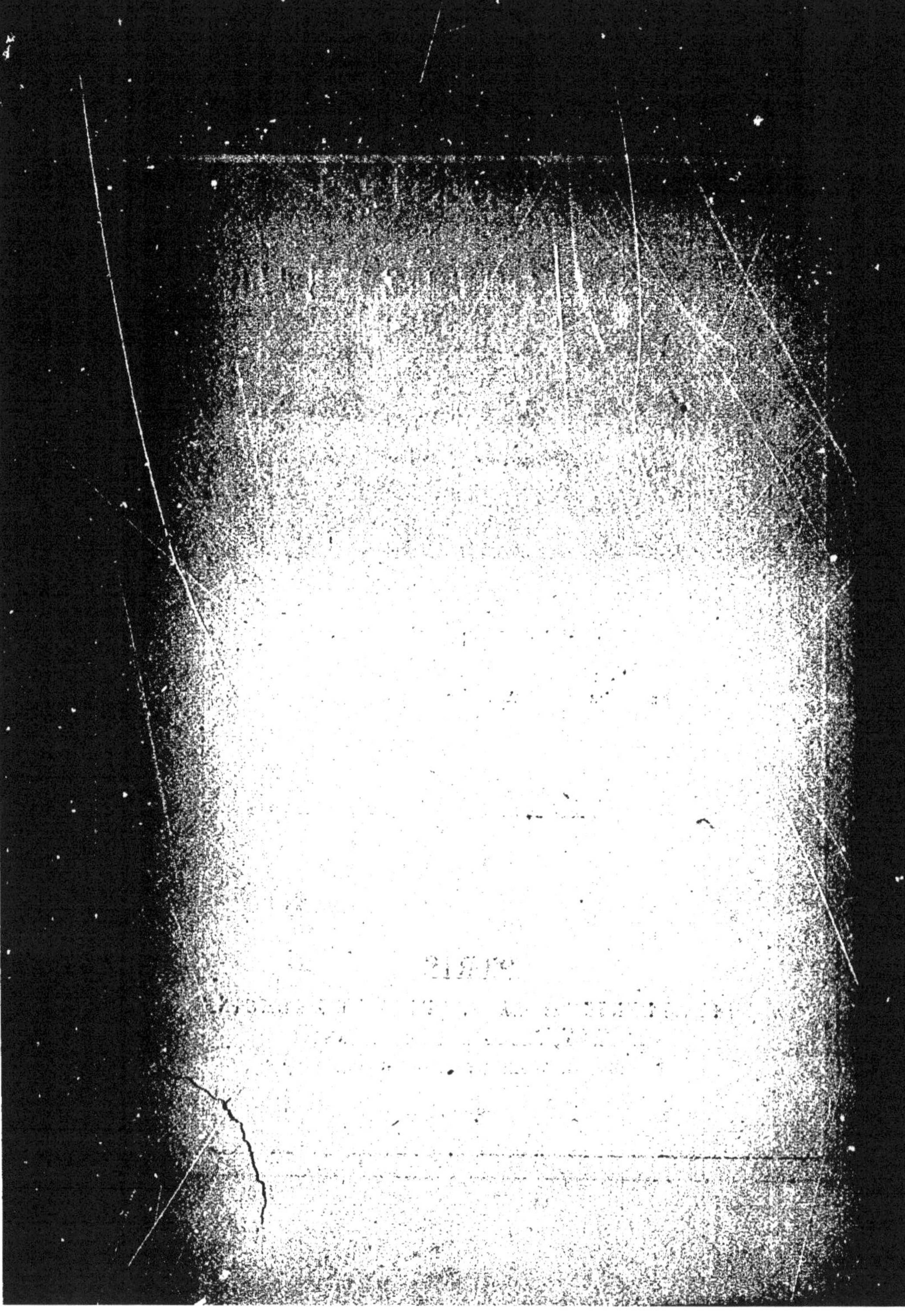

ULSIONS

AMNÉSIES

RESPONSABILITÉ CHEZ LES ALIÉNÉS

OBSERVATIONS PRISES A L'ASILE SAINTE-ANNE

(Service de M. Magnan)

PAR

EDM. BLAISE

Docteur en médecine de la Faculté de Paris.

Ancien interne des Asiles de la Seine (Concours 1884).

PARIS

IMPRIMERIE DE LA FACULTÉ DE MÉDECINE

A. DAVY, SUCCESSEUR DE A. PARENT

52, RUE MADAME ET RUE CORNEILLE, 3

1887

TRAVAUX ANTÉRIEURS. — Présentation de quatre observations de *Dégénérés héréditaires* à la Société physio-psychologique (séance de mai 1887) pour paraître prochainement dans la *Revue philosophique*.

A MON EXCELLENTE MÈRE

A MA FAMILLE

A MES AMIS

Témoignage de profonde affection.

A M. LE DOCTEUR MAGNAN

Médecin en chef à l'Asile Sainte-Anne,
Ancien vice-président de la Société de biologie,
Lauréat de l'Institut et de l'Académie de médecine,
Président de la Société médico-psychologique de Paris.

A MON PRÉSIDENT DE THÈSE

M. LE PROFESSEUR BROUARDEL

Doyen de la Faculté de médecine de Paris.
Membre de l'Académie de médecine,
Médecin de l'hôpital de la Pitié,
Commandeur de la Légion d'honneur.

A MES MAITRES DANS LES HOPITAUX DE PARIS

MM. LES DOCTEURS HALLOPEAU, FÉRÉOL,
QUÉNU, DESNOS ET PAJOT

A MES MAITRES DANS LES HOPITAUX DE ROUEN

MM. LES DOCTEURS LEUDET, DUMÉNIL,
OLIVIER, THIERRY, PENNETIER, TINEL.

A MES MAITRES DANS LES ASILES DE LA SEINE

MM. LES DOCTEURS MAGNAN, CHAMBARD,
CAMUSET ET REY.

AVANT-PROPOS

Nous avons été frappé durant les six premiers mois de notre internat dans le service de M. le Dr Magnan à l'admission des hommes à l'asile Sainte-Anne, du nombre énorme de malades aliénés arrêtés pour avoir obéi à des actes impulsifs, conscients ou non et parfois totalement oubliés. La plupart de ces actes, qu'ils aient ou n'aient pas été punis, sont délictueux ou criminels, aussi beaucoup des aliénés qui les ont commis ont-ils séjourné dans les prisons ou été traduits devant les tribunaux; tandis que d'autres, plus heureux, ayant eu la bonne fortune dès leur arrivée d'être examinés par des médecins aliénistes, grâce au diagnostic d'aliénation mentale formulé après un sérieux examen, ont bénéficié d'ordonnances de non lieu.

C'est pour contribuer à diminuer le nombre de ces malades jetés tout d'abord en prison, puis envoyés dans les asiles, parfois condamnés bien qu'irresponsables, que nous nous sommes assigné ce sujet pour thèse, nous étant donné pour but de rechercher quelles sont les formes de l'aliénation mentale où l'on retrouve le plus souvent des actes impulsifs irrésistibles conscients ou non accompagnés d'amnésies totales ou partielles et à quel signe on peut parfois reconnaître à première vue qu'un acte est le fait d'un aliéné.

Nous n'avons nullement eu la prétention, de tracer dans un travail aussi restreint que peut l'être celui-ci, les règles qui doivent guider le médecin aliéniste dans l'examen de l'état mental de ces malades ; nous laissons à des maîtres plus autorisés le soin de le faire ; nous réservant de présenter seulement quelques observations de chacune des formes d'aliénation mentale où nous avons trouvé des malades impulsifs ou amnésiques, ayant par leurs actes été susceptibles d'attirer l'attention des magistrats et parfois même donné lieu à des préventions ou à des condamnations.

Qu'il nous soit permis avant tout de remercier notre excellent maître M. le Dr Magnan dont les conseils éclairés dans le cours de nos études nous ont si souvent servi de guide à travers les obscurités de certains actes des aliénés et à l'obligeance duquel nous devons d'avoir pu publier ces observations prises parmi les malades de son service.

IMPULSIONS — AMNÉSIES

Responsabilité chez les aliénés.

Le nombre des malades aliénés hommes entrés dans le service de l'admission pendant les six premiers mois de l'année 1887 est de 1013.

Sur ce nombre 263 malades ont présenté des impulsions ou des amnésies, et parmi ceux-ci : 90 ont été arrêtés par la police sur lesquels : 8 ont été simplement inculpés ou prévenus de crimes ou délits, 17 ont fait l'objet d'ordonnances de non-lieu, 37 ont été condamnés; encore ne connaissons-nous certainement pas toutes les condamnations. Quelques-uns d'entre eux se sont vu réintégrer pour y être traités dans les asiles où ils avaient déjà séjourné nombre de fois, 15 fois et plus, et pour lesquels l'internement n'avait souvent pas été assez prolongé afin de leur permettre d'oublier leurs anciennes habitudes ou de suivre un traitement efficace.

L'internement, en effet, est une des mesures les meilleures que l'on possède contre la folie. Il a pour but : soit de protéger le malade contre lui-même, comme dans les cas de mélancolie avec idée de suicide, de débilité mentale avec incapacité de pourvoir à ses besoins, de dégénérescence mentale, etc., soit de le soustraire au milieu où sont nées et où se cultivent ses idées délirantes comme chez les persécutés, les délirants chroniques ; soit encore de tenir éloignés de la société des gens que leur inconscience, leur imprévoyance, leurs impulsions ou leurs excitations peuvent pousser aux actes les plus regrettables, à leur propre ruine, au vol, à l'incendie, au meurtre, etc.

Dès que l'internement est reconnu nécessaire on ne doit pas hésiter à y recourir si l'on ne veut avoir à regretter bientôt des malheurs irréparables ou laisser se produire chez certains aliénés des lésions irrémédiables, la paralysie générale par exemple, qui peut survenir à la suite d'abus alcooliques prolongés (1).

Voici comment se répartissent, d'après les observations que nous avons eues sous les yeux, ceux des malades qui ont présenté des impulsions ou des amnésies.

Quatre-vingts sont des débiles, des imbéciles ou des idiots. Soixante sont des paralytiques généraux le plus souvent arrivés à une période avancée de leur maladie. Quarante-deux sont des malades ayant offert des accès de délire alcoolique aigu ou chronique. Vingt deux sont des épileptiques. Treize sont des dégénérés, dix des excités maniaques, six des délirants chroniques, cinq des mélancoliques. Enfin des hystéro-épileptiques, des absinthiques, des hémiplégiques et quelques malades atteints de traumatisme crânien.

Une des formes de l'aliénation mentale que l'on considérait autrefois comme fournissant le plus de malades délictueux ou criminels, l'épilepsie, ne vient plus qu'en quatrième ligne, encore se complique-

(1) Magnan. De l'alcoolisme. Paris, 1874.

t-elle de débilité mentale, et c'est parmi les affaiblis intellectuellement, qu'ils le soient ou non dès leur naissance, que se recrute la majeure partie de la population des asiles d'aliénés. La débilité mentale se rencontre même chez les sujets dont l'intelligence a été très brillante. Que sont en effet, les paralytiques généraux, les vieillards, les épileptiques, beaucoup des hallucinés qui deviennent le jouet des troubles de leurs sens, si ce ne sont des débiles ? Les paralytiques, le deviennent souvent, épuisés par le travail et le surmenage intellectuel et leurs actes les rapprochent des séniles qui sont débilités par l'âge ; et, si la paralysie générale, le plus souvent, a été considérée à juste titre comme la fin des esprits nobles, elle peut frapper également des faibles d'esprit surmenés par des travaux bien audessus de leurs moyens. L'hystérie, l'épilepsie, l'alcoolisme, la mélancolie, le délire chronique, tous les excès, toutes les affections mentales qui tiennent les centres nerveux dans un état d'éréthisme constant ou qui à l'aide de décharges répétées les épuisent, n'agissent pas autrement et conduisent encore le sujet à la débilitation. Aussi, même chez les malades ayant l'apparence de la plénitude de leur raison et sujets à des crises, y a-t-il lieu de tenir compte de l'affaiblissement intellectuel, surtout dans la période qui suit les attaques, véritables décharges. Y a-t-il un malade qui ressemble autant à un enfant qu'un paralytique général, qu'un vieillard, qu'un épileptique après son accès, qu'un alcoolique inconscient, qu'un dégénéré incapable de se défendre de son obsession, de résister à son impulsion et qui, dès qu'il y a satisfait, déplore l'acte délictueux qu'elle l'a forcé à commettre ? Rien ne touche à l'enfance comme les malades arrivés à la période des idées de grandeur, ces rois, ces présidents de république, tous ces millionnaires gâteux, logés à l'enseigne de la démence.

L'affaiblissement intellectuel est la grande note de la folie ; il se traduit par l'inconscience, qui, portée à son maximum, engendre l'amnésie. Pour qu'il y ait conscience et responsabilité il faut en effet que l'acte ou la pensée laisse sur l'esprit une impression durable qui lui permette d'en peser la valeur et si l'inconscience est portée à son maximum, c'est que l'esprit n'a pas reçu une impression suffisante. Comment alors pourrait-il y avoir souvenir?

L'impulsion est un phénomène physiologique qui a son origine dans l'excitation subite d'un centre nerveux chez le sujet normal, les autres centres peuvent la modifier ou l'annihiler; mais chez les aliénés l'action de ces centres modérateurs étant troublée ou n'existant plus, elle se révèle puissante, irrésistible, et les pousse aux actes les plus extrordinaires.

Dans l'impulsion il y a déséquilibration ; c'est pourquoi les dégénérés, les alcooliques, les épileptiques, les pervertis sexuels,etc...,si bien décrits dans les travaux de notre maître, M. le Dr Magnan, sont des déséquilibrés. Il y a chez eux un centre qui échappe au contrôle ou à l'action d'arrêt des centres antagonistes, et le mécanisme de son action peut avoir lieu de diverses façons : tantôt chez des gens en apparence normaux, tels que les dégénérés, l'excitation d'un centre nerveux domine ou annihile celle des autres centres aptes encore à la perception, ce qui, avec l'irrésistibilité de l'impulsion, crée l'état de conscience et le souvenir; tantôt le centre surexcité fonctionne seul, les autres paraissant anéantis et alors on a la crise irrésistible, inconsciente, sans nul souvenir, de l'épileptique, de l'absinthique, etc...; tantôt enfin tous les centres nerveux étant affaiblis comme chez les paralytiques et les déments séniles, l'action de l'un des centres reste prédominante; elle est à peine ou n'est point contrebalancée ou perçue par les autres centres affaiblis et impuissants à la modérer et alors s'accomplissent avec une inconscience apparente, quelquefois même absolue, les actes des paralytiques ou des séniles qui ne laissent dans leur esprit qu'un souvenir vague et parfois absolument nul.

Il est évident, en effet, qu'il y a un lien entre les impulsions du dégénéré, du débile ou de l'épileptique. Trop souvent cette dernière névrose s'associe à l'état mental des deux espèces d'aliénés précédentes, et il n'y a d'autre différence que dans la manifestation de la puissance des autres centres qui alors deviennent accessoires, le dégénéré lutte, a conscience, succombe, tandis que chez l'épileptique l'impulsion plus vive l'empoigne et le lance au but avant même qu'il puisse en avoir eu conscience. Comme nous le verrons par les observations suivantes, ce n'est que chez le dégénéré supérieur que la lutte et l'état de conscience s'accusent, le dégénéré inférieur ne livre aucun combat et lors des fugues, par exemple, part comme l'épileptique ayant ainsi que le débile une conscience plus ou moins complète de l'acte qu'il commet. Les centres antérieurs et supérieurs sont très puissants chez le dégénéré supérieur; ils sont beaucoup plus faibles et même moins puissants que les centres postérieurs et médullaires chez les dégénérés inférieurs; aussi c'est à peine si ceux-ci ont conscience et ils ne luttent que peu ou pas. Chez l'épileptique, d'après Jackson (1), les centres supérieurs et antérieurs étant anéantis par l'ictus il part, ne lutte pas, n'a pas conscience, il y a entre tous ces états un lien qui ne permet de placer ces malades dans les cases artificielles appelées maladies que suivant la prépondérance de certains de leurs centres nerveux, l'annihilation totale ou partielle des autres.

Dans tous les troubles cérébraux l'homme peut donc commettre des actes impulsifs dont l'irrésistibilité, l'état de conscience et le souvenir ont en quelque sorte pour mesure le rapport qu'il y a d'une part entre la fonction, la nature et la puissance des centres surexcités, et d'autre part la fonction, la nature et la force des autres centres affaiblis ou annihilés. La première chose à examiner dès lors chez un sujet ayant commis un acte délictueux ou criminel, afin de déterminer son degré de responsabilité, est son état mental habituel, c'est-à-dire le rapport qu'il y a entre l'énergie des fonctions de ses différents centres nerveux; examen

(1) H. Jackson. — Des troubles intellectuels momentanés qui suivent les accès épileptiques. In Revue scientifique, 19 février 1876.

qui est souvent facilité par l'étude des troubles psychiques familiers seulement au médecin et à l'aliéniste.

Nous croyons nécessaire d'insister encore sur la valeur que nous attribuons au mot impulsion et nous dirons : Il y a impulsion toutes les fois que s'accomplit un acte échappant au contrôle des centres nerveux chargés soit de le diriger, soit d'y faire obstacle, que cet acte soit conscient ou non.

Chez le paralytique général qui ramasse tout ce qui lui tombe sous la main sans avoir conscience de ce qu'il fait et ne peut pas ne pas ramasser, chez le mélancolique, chez l'alcoolique, chez le délirant chronique qui obéissent à des hallucinations ou aux conséquences d'un délire confectionné il y a impulsion ; il y en a également chez le malade débile ou sénile dont les centres supérieurs sont affaiblis ou annihilés. Se représenter l'impulsion telle qu'elle existe chez l'épileptique en pleine attaque, c'est se la figurer portée à son maximum d'intensité ; mais elle a aussi de moindres degrés.

Observation I.

Débilité mentale avec excès alcooliques. — Amnésie consécutive. — Impulsion homicide.

L..... (Charles), âgé de 28 ans, portefeuilliste, entré à l'admission le 15 mai 1887 a déjà été interné en 1885, et le certificat médical porte : excitation intellectuelle, bris d'objets, tentative d'incendie, idées de persécution ; son frère lui en veut ; idées mystiques ; il veut imprimer sa face sur une étoffe comme fit autrefois Jésus-Christ ; insomnies, cauchemars, etc. Abus probable de boisson et excès de coït.

Hérédité. — Le père ne sait ni lire ni écrire. La mère est nerveuse, a des idées mystiques, ne sait ni lire ni écrire. L'oncle maternel s'est noyé volontairement, ne savait non plus ni lire ni écrire. Sa grand'mère maternelle fût alcoolique. Un frère est buveur. Cinq frères et sœurs sont nerveux, instables, présentant des périodes d'excitation et des idées de persécution ; ils sont également débiles. Son premier enfant est mort des suites de convulsions.

L'accès pour lequel il est entré n'aurait pas été le premier, il en aurait eu déjà plusieurs dans l'enfance. Il a entendu une voix lui dire de mettre de l'acier sur la fenêtre pour empêcher d'entrer la foudre ; de jeter au feu tout ce qui se trouvait chez lui, etc. Le deuxième internement eut lieu en mai 1886, le certificat d'entrée porte : Excitation avec idées mystiques et de persécution. Durant son séjour à l'asile il eût des impulsions et se jeta sur un infirmier qui ne voulait pas lui donner un journal. A la suite de cet internement le malade fut transféré dans divers asiles et enfin sortit sans être complètement guéri.

Aussitôt il se remit à boire et le délire reparut. A son arrivée à Paris, il fit le récit d'un soi-disant retour avec l'assassin du préfet de l'Eure. Chez lui il se disputa avec sa femme parce qu'il voulait introduire sa tête dans la manche de son fils âgé de 4 ans. Sa première question en arrivant fut pour s'assurer si une aiguille à tricoter, qu'il avait plantée en terre dans son jardin pour y faire fonction de paratonnerre, s'y trouvait encore. Enfin il menace sans raison sa femme, et tout à coup lui lance à la tête un marteau. A son retour de la gare Paris-Nord, il se perd dans les rues, et met 6 h. et demie pour venir de cette gare au boulevard Ménilmontant. Il a perdu absolument toute notion de ce qu'il a fait durant ces 6 heures. Depuis, ce malade eut durant son dernier séjour à l'asile deux accès d'agitation pour lesquels on dut l'isoler dans une cellule. Un jour qu'il s'était mis à cheval sur la fontaine à tisane placée dans son quartier, on dut recourir à la force pour l'en faire descendre.

Nous trouvons ici un débile chez lequel des excès de boisson ou toutes les impressions vives amènent la déséquilibration. Ce n'est pas chez ces malades la volonté qui manque pour diriger leurs actes, c'est l'intelligence qui ne leur en fait pas percevoir la portée. Aussi lorsqu'on les excite sont-ils capables des actes les plus redoutables, du meurtre, de l'incendie, etc. Ce qui manque le plus chez eux ce sont les centres perceptifs ; il semble que les impressions ne laissent seulement en leur esprit qu'une trace extrêmement fugace et délébile; ils oublient tout ce qu'ils font ou ce qu'ils ont à faire avec la plus extrême facilité, ne sont aptes à rien apprendre; leurs impressions ne sont pas assez puissantes pour déterminer le raisonnement, mais elles le sont assez pour susciter l'impulsion. Or, des gens incapables de raisonner sont et ne peuvent être que des innocents.

Observation II.

Débilité mentale avec hallucinations. — Craintes d'empoisonnement. — Impulsions inconscientes. — Vol avec effraction.

P..... (Jean), 58 ans, tourneur en cuivre, entré à l'admission le 11 février 1887.

Ce malade présente un tic de la face. Il a eu, dit-il, des relations avec la femme d'un de ses amis; aussi, depuis redoute-t-il sans cesse la vengeance de cet ami et la colère de cette femme, qu'il se représente prête à le faire disparaître pour cacher son crime.

Il n'ose plus manger chez lui ni dans les environs, craignant qu'on ne l'empoisonne. Il voit à sa poursuite le mari armé d'un revolver, il se croit empoisonné et accuse sa maîtresse d'être l'auteur de ses souffrances. Enfin, pour mieux se cacher à leurs yeux il ne songe qu'à changer de costume; sous l'influence de cette pensée il brise la porte de la chambre d'une personne inconnue, s'introduit chez elle, y voit un habillement, le revêt laissant à la place le sien avec les reconnaissances du Mont-de-Piété qui sont dans les poches de son paletot, puis il se sauve. C'est alors qu'il est arrêté.

Depuis son entrée à l'asile il est très agité, et se croit toujours empoisonné, il se plaint que les gardiens laissent ouverte toute la nuit la porte de sa chambre, qu'ils passent tout leur temps à l'injurier et que le matin pour lui être désagréables ils ferment cette porte dès qu'il se lève, et cherchent à lui faire croire qu'elle a été ainsi durant toute la nuit.

Cette observation nous montre l'état mental habituel de ces malades, dont beaucoup, dès qu'ils ont commis ou cru commettre une action mauvaise, sont sans cesse torturés à cette pensée. Ils en exagèrent la portée et les conséquences au point de tomber quelquefois ; pour les masquer, en des actes plus regrettables encore. C'est en effet ce que nous rencontrons pour le malade P.... Rien n'est moins certain que ses relations adultères avec la femme de son ami; ces sujets sont, en effet, autosuggestionnables et prennent volontiers, lorsqu'ils ont été vivement impressionnés, pour la réalité, ce qui n'est souvent qu'une pensée qui a traversé leur esprit. Puis, supposant le crime commis, quels sont les moyens employés par P... pour le cacher? c'est le vol avec effraction, et il a si peu conscience de la gravité de l'acte qu'il accomplit, qu'aux lieu et place des effets qu'il dérobe, il abandonne les siens avec son nom et des reconnaissances du Mont-de-Piété dans les poches; ce que certes ne ferait jamais un voleur, fût-il peu intelligent.

Observation III.

Débilité mentale. — Vols réitérés. — Impulsions au suicide.

Le malade V...., âgé de 41 ans, est entré à l'admission le 17 mars 1887.

Ce malade, sur l'hérédité et les antécédents duquel nous n'avons pu obtenir aucun renseignement, a servi comme domestique jusqu'en 1877. Il se plaint de n'avoir pu jusqu'à cette époque, rester plus de deux mois dans la même maison sans qu'on lui cherchât noise ; aussi abandonna-t-il bientôt la profession servile de domestique pour celle bien plus libre et plus lucrative de voleur de lapins. Il n'a jamais volé que des la pins et a été huit fois condamné toujours pour vol de lapins. Ci les condamnations :

La 1re	fois il avait pris 7 lapins,		6 semaines.
2e	»	vol avec escalade,	8 mois.
3e	»	—	8 mois.
4e	»	—	8 mois.
5e	»	—	18 mois.
6e	»	—	1 an et 1 an de surveillance.
7e	»	—	13 mois.
8e	»	pour rupture de ban,	4 mois.

Depuis 1878, aidé d'un recéleur, il n'a eu d'autre profession que le vol des lapins, qui lui rapporte, dit-il, une vingtaine de francs par jour. Jamais il ne fut pris en flagrant délit, mais souvent il fut dénoncé par des gens qui, le voyant passer chargé de son butin, le prenaient pour un braconnier. Autant qu'il le pouvait, il n'opérait pas dans les maisons bourgeoises, craignant les contacts électriques et les coups de fusil, mais chez les pauvres villageois. « Les paysans, dit-il, ont des lapins, ça ne leur coûte rien ; les prendre ne leur fait pas du tort, ils les nourrissent avec des choux et des carottes. » Les chiens étaient ses amis et dès qu'il leur avait jeté à manger ils le venaient caresser et n'aboyaient qu'après son départ. Du reste, le plus souvent, il paraît que, comme les hôtes du logis, sur les minuit ils sommeillaient.

Un jour qu'il avait été condamné à subir sa peine à la prison de Gaillon, il écrivit à sa sortie au président de la République afin d'y obtenir une place de surveillant. Il lui fut répondu de s'adresser au ministère de l'intérieur et tout en resta là.

Lorsqu'il vint à l'asile il se plaignit qu'on lui faisait de la physique, il s'était mis en tête de se faire baptiser une seconde fois, et, comme un prêtre de Fontainebleau lui avait refusé cette satisfaction, il s'en alla dans la forêt située près de là et se fit au bras une large blessure, ayant passé par trois fois le couteau au même endroit afin de se suicider, mais la mort ne vint pas, et il renonça à cette tentative de suicide.

Aujourd'hui, seule la loi sur les récidivistes le tourmente ; il craint d'être déporté, et, dit-il, « si ça ne va pas bien je piquerai une tête à la mer, j'en ai toujours eu l'intention. » Il n'a d'autre ambition à sa sortie que de continuer son industrie de voleur de lapins.

Il serait, je crois, difficile de trouver un plus beau type de débilité mentale. V..., en effet, donne des preuves multiples d'inconscience ; d'abord c'est le baptême qu'il réclame pour la seconde fois, afin sans doute d'y trouver le pardon de tous ses méfaits. Il sent bien que vivre ainsi aux dépens de malheureux paysans n'est pas d'une honnêteté irréprochable, mais il n'a pas une notion suffisamment élevée de la valeur de ses actes pour mériter, bien qu'après des délits nombreux, la relégation. « Aux paysans, dit-il, les lapins ne coûtent rien, ils les nourrissent de choux et de carottes. » Ce qui parfois a mis obstacles à ses desseins, n'est pas le sentiment de ce qu'un semblable moyen d'existence offre de répugnant, c'est la crainte des chiens, des contacts électriques qui pourraient donner l'alarme au maître du logis, et surtout celle des coups de fusil. De plus V..., a fait une énergique tentative de suicide sous l'empire d'hallucinations. Plutôt que de subir une existence malheureuse, il aimerait mieux recommencer une tentative de suicide, et y paraît tout à fait résolu. Le seul moyen de vivre, pour lui, c'est le vol des lapins ; « le lapin ça ne fait pas de bruit », et il est assez simple pour nous déclarer que si on le rendait à la liberté à laquelle il aspire, c'est encore son ancien genre de vie qu'il reprendrait.

Est-il possible de rendre pour toujours à la liberté un tel homme, connaissant l'usage qu'il en veut faire, et, d'autre part, si minime qu'elle soit, une condamnation n'est-elle pas un châtiment beaucoup trop au-dessus de l'inconscience qu'il a du mal qu'il fait ; et cependant cet imbécile est dangereux, car il ne lui faudrait que l'occasion pour infliger un châtiment terrible à un dénonciateur. Il est de ces gens pour lesquels la prison et l'asile sont des moyens extrêmes aussi injustes l'un que l'autre. A ces gens-là il faudrait une éducation plus élevée, une tutelle et une surveillance constantes, et peut-être alors demeureraient-ils moins nuisibles pour eux-mêmes et pour la société à laquelle ils pourraient même rendre d'utiles services.

Observation IV

Débilité mentale (1). — *Vol à l'instigation d'un inconnu sous l'influence d'un phénomène hallucinatoire. — Préoccupations hypochondriaques. — Ordonnance de non-lieu pour vagabondage et pour vol.*

V..... (Jules), âgé de 26 ans, est entré à l'admission le 25 mai 1887. Nous n'avons sur son hérédité aucun renseignement.

V..... est sujet à des vertiges épileptiformes il eut dans son enfance une fièvre cérébrale dont il ne s'est jamais bien remis

(1) Cette observation a été placée parmi celles des débiles, car le malade a parfaitement conservé le souvenir de son action et n'a donné aucune autre preuve d'accidents épileptiformes. Il croit même encore à l'existence de l'inconnu qu'il est seul à avoir vu. Un épileptique pourrait, du reste, fort bien présenter d'autres hallucinations que celles dues à sa maladie.

il a eu des étourdissements fréquents avec perte de connaissance et émission involontaire d'urine.

Ses quatre frères et lui ont uriné dans leur pantalon jusqu'à l'âge de 15 à 16 ans. Parfois même ils y urinent encore.

A 21 ans V..... eut une bronchite probablement tuberculeuse avec hémoptysies abondantes et qui nécessita 1 an 1/2 de traitement sérieux pour être enrayée. Il eut une hallucination un jour qu'il se promenait n'ayant aucun travail ; il se figura voir un individu inconnu qui lui demandait, sous le prétexte qu'il était blessé au pied, de l'aider à emmener une voiture chargée de fûts pleins de vin jusqu'à la rue de Rivoli, V..... obéit à cet être imaginaire, se plaça entre les brancards et partit traînant la voiture quand sortit le garçon marchand de vins d'une maison voisine où il venait de livrer une commande. Ne voyant plus sa voiture à la porte il se mit à sa recherche et aperçut V..... qui s'en allait dans la direction de la rue de Rivoli. Il s'élança sur les traces du voleur et l'eut bientôt rejoint, tandis que V..., qui voyait près de lui son inconnu, allait toujours traînant la voiture. On l'arrêta sous l'inculpation de vol. Le phénomène hallucinatoire avait pris fin ; c'est en vain qu'il chercha après l'inconnu, il avait disparu.

Ce malade présente de plus des idées hypochondriaques niaises. Depuis qu'il est à l'admission, il se croit le cerveau atteint et craint de devenir plus malade. Il a toujours été très sobre. Il sait à peine lire et écrire, bien qu'il s'accuse d'avoir coûté de grosses sommes d'argent à son père, etc.

On voit ici combien peuvent devenir dangereux des gens qui n'ont pas une notion plus étendue de la valeur de leurs actes. En dehors même de tout phénomène hallucinatoire et épileptiforme, V... accepterait de traîner une voiture à la demande du premier venu qui lui dirait être blessé au pied, tandis que celui-ci l'accompagnerait marchant à côté de lui et observant les environs pour parer au danger que pourrait courir son larcin. A la moindre alerte, sans mot dire, celui-ci se sauverait laissant en son lieu et place l'innocent et complaisant débile qui aurait consenti à lui rendre service. Voilà pour le vol, mais la facilité très grande de la suggestion (1) chez ces malades peut les pousser à commettre bien d'autres délits ou crimes ; ils peuvent facilement devenir l'instrument de meurtrières vengeances et, pour avoir trop facilement cédé au plaisir de venir en aide à leurs semblables, terminer leurs jours dans une prison.

(1) Suggestion ; ce mot éveille tout un ensemble de crimes et délits possibles chez certains sujets placés dans des conditions déterminées et qui, par leurs impulsions et leur inconscience, se rapprochent des aliénés. Nous n'en avons eu aucun cas à observer, aussi avons-nous laissé ce genre d'impulsion dans l'ombre.

OBSERVATION V.

Dégénérescence mentale avec impulsion au vol. — Fugues inconscientes.

B..... (François), âgé de 12 ans, est entré dans le service de l'admission à l'asile Sainte-Anne, le 24 mai 1887, pour la seconde fois.

Hérédité. — Son père éprouva, jusqu'à l'adolescence, une grande répugnance pour le vin et les liquides alcooliques, et ne put boire de vin jusqu'à l'âge de 18 ans.

Sa mère, faible d'esprit, eut des hallucinations pendant sa jeunesse.

Une sœur du malade morte, à 13 ans, d'une fluxion de poitrine après avoir eu des convulsions pendant son enfance, était rachitique et bossue.

Un frère du malade, que son père eut d'un autre lit et dont la mère était nerveuse, est lui-même peu intelligent. Il a l'horreur du manger, et l'on doit l'y forcer. Il n'a pas fait de fugues encore.

Une sœur aînée, débile, n'a pu apprendre de métier, reste à la maison, aidant aux soins du ménage; elle est âgée de 18 ans et n'est pas encore réglée.

B..... eut, à l'âge de sept mois des convulsions suivies d'une hémiplégie droite qui s'est améliorée, surtout depuis quatre ans. Il n'a commencé à marcher et à être propre qu'à 7 ans, et, depuis l'âge de neuf ans, restait au dehors des journées entières jusqu'à ce que la police le ramenât au domicile paternel; L'envoie-t-on en commission, il utilise l'argent en achetant de quoi manger, et, telle est la puissance de cette impulsion sitiomanique, qu'il jette aux chiens des pierres et leur dispute les détritus des tas d'ordures. Amené à l'asile pour ces accès, il en sortit amélioré et fut transféré à Auxerre, où il resta jusqu'au commencement du mois dernier.

Durant les quinze premiers jours qui suivirent sa sortie, il fut calme et était redevenu comme les autres enfants, mais on ne pouvait le faire travailler la tête basse, car aussitôt il se congestionnait, avait des étourdissements et tout lui paraissait tourner autour de lui. Depuis les deux mois environ qu'il est de retour d'Auxerre, il fut repris par trois fois différentes de ses impulsions à fuir. Elles le surprenaient environ tous les quinze jours; on put s'opposer aux deux premières fugues; la troisième eut pour occasion une course qu'on l'avait envoyé faire. Sorti avec cinq sous et une boîte à lait, il n'est plus revenu chez ses parents, a dépensé les cinq sous, perdu la boîte à lait, puis est allé rôder aux environs des Halles. On est convaincu qu'il a dû recourir à son ancien moyen d'existence, car quand il part ainsi, le plus souvent il n'a pas d'argent. Alors il se promène, ne joue pas; tout au plus reste quelques minutes à voir jouer les autres enfants. Tous les aliments indigestes ou fortement épicées lui plaisent. Enfant, il mordait l'ail à belles dents, et mangeait la moutarde à la cuillère. Il n'a pas, jusqu'ici, commis d'excès de boisson, bien qu'on se soit aperçu déjà que, lorsqu'on sert du vin chez lui, il en boit volontiers.

Très peu intelligent, connaissant à peine ses lettres, il est incapable d'apprendre aucune profession. Le besoin irrésistible d'ingérer des aliments pour remplir son estomac s'est montré chez lui pour la première fois il y a trois ans et, pour le satisfaire, il fit des fugues de l'école, s'en allant chercher au coin des rues et dans les tas d'ordures des pommes ou des poires pourries, des morceaux de pain, etc... Il volait à l'étalage des épiciers tous les fruits qu'il y pouvait prendre.

Lorsque ses impulsions le prennent, il éprouve un violent dégoût pour la maison paternelle et, s'il est arrêté par les agents de police, se laisse conduire au dépôt plutôt que de demander à revenir près de ses parents.

Les fugues chez cet enfant se rapprochent par leur inconscience et leur soudaineté de celles que l'on est habitué à rencontrer chez l'épileptique, et il peut facilement servir, par ses impulsions, à établir un lien de parenté entre le mode d'impulsions chez les dégénérés d'une part et chez les épileptiques d'autre part. Il n'a jamais présenté aucun accident épileptiforme, et est intellectuellement très débile.

Observation VI.

Dégénérescence mentale héréditaire. — Impulsion au vol, au suicide et à l'homicide.

Cette observation est intéressante par l'âge du sujet qu'elle met en scène, Émile M...., âgé de 11 ans 1/2.

Un de ses grands oncles paternels s'est suicidé; sa grand'mère fut aliénée durant deux ans à la suite d'un accouchement; sa mère, bizarre, nerveuse, déséquilibrée, le frappait; une de ses sœurs a des crises de nerfs. Il a un frère jumeau qui, comme lui, est très émotif et, à l'école, il vécut à l'écart de ses petits camarades, ne fréquentant que son frère jumeau. Il a les rires et les larmes faciles, se met parfois dans des colères très violentes dont les accès se succèdent presque sans intervalles.

Emile M..... n'a d'amitié que pour son frère jumeau et pour son père, car ses sœurs et sa mère le battaient; aussi accueille-t-il avec plaisir la séparation prononcée entre son père et sa mère, qui éloigne de lui les membres de la famille qui lui sont antipathiques.

Quelque temps après, cependant, il se frappe d'un couteau,

sans autre motif que le dégoût de la vie ; puis il fait nombre de tentatives de vols, dérobant à son père tout ce qui lui tombe sous la main, cachant, sans même songer à s'en servir, les verres, le pain, le sucre dans les cendres du foyer, jetant à la rue les outils de son père et les marchandises dans les cabinets, lui dérobant même de l'argent.

Là ne s'arrêtent pas les actes dénaturés de cet enfant : nombre de fois, il tente d'empoisonner son père et, gaiement, lui porte le matin en s'en allant à l'école la tasse de café où il a gratté ou mis infuser l'extrémité d'allumettes phosphorées. Une fois le père faillit mourir empoisonné, attribuant à un cancer les coliques et les vomissements dont il souffrit.

Un mois avant son entrée il a tenté de tuer son frère jumeau en plaçant un couteau dans la paillasse de son lit. Lorsqu'il était plus jeune, ses sœurs venaient le chercher et l'emmenaient avec elles afin de voir ses parties génitales et il avoue qu'elles lui ont également montré les leurs. Enfin il se livre à l'onanisme et s'est déjà grisé plusieurs fois.

On a prétendu que la folie était rare chez les enfants, c'est vrai pour les vésanies acquises et dues au surmenage ou aux excès de toute sorte. Il n'en est pas de même pour les affections transmissibles par l'hérédité et dont la dégénérescence mentale est à la fois le type et la plus commune. Les syndrômes se révèlent ici avec toute leur puissance, car E. M..., est un enfant intelligent, il a conscience de la criminalité de ses actes, il est tout honteux lorsque l'on en évoque le souvenir en sa présence, il sait lire et écrire et depuis qu'il est à l'asile sa conduite est celle d'un élève studieux et docile. Ces syndrômes sont : une émotivité telle qu'il pâlit dès qu'on le regarde, des impulsions au suicide, à l'homicide et au vol.

Observation VII.

Dégénérescence mentale avec impulsion au suicide et au vol. — Accidents épileptiformes antérieurs.

G... (Auguste), âgé de 35 ans, entré dans le service de l'admission le 13 juin 1887. Il y avait déjà séjourné en décembre 1879, à la suite d'une tentative de suicide, d'accidents épileptiques et d'escroqueries.

Hérédité. — Son grand-père maternel, officier, eut avant la naissance de sa mère le crâne trépané à la suite d'une blessure. Un oncle maternel, également officier, était exalté.

Enfant, G... eut des convulsions. A 15 ans se montre une première crise nerveuse, il était à l'église et on dut l'emporter évanoui. Les crises par la suite se montrèrent de temps à autre à la suite d'émotions vives et de contrariétés. Le souvenir d'une femme de chambre qui s'était amusée avec lui lorsqu'il n'était âgé que de cinq ans, l'obséda longtemps et fut pour lui l'occasion d'excès vénériens. Lorsque le malade nous revint le 13 juin ce fut pour avoir accompli un acte délictueux. Quelques jours avant il avait fait des excès de travail et avait ressenti une émotion violente à la suite de l'incendie du théâtre de l'Opéra-Comique. Ayant appris que le feu était au théâtre, il y était allé et en était aussitôt revenu, mais à la lecture du nombre des victimes il se reprocha de n'y être pas resté, pensant que sa connaissance du local aurait pu être de quelque secours et aurait permis de sauver beaucoup des infortunés qui y ont péri. Un des jours suivants, comme il traversait l'un des grands magasins de Paris, il y aperçut une pièce de satinette, vers laquelle il se sentit attiré. Le lendemain le souvenir de cette pièce d'étoffe obsédant son esprit il revient pour la voir, ensuite il essaye bien d'en repousser l'image, mais en vain, elle ne le quitte pas. Trois jours après il lui faut encore retourner dans ce magasin et alors seulement il pense à se l'approprier, sans avoir songé toutefois à ce qu'il en pourrait faire. « Ce n'est que dans ce magasin, dit-il, que je me sens faible, partout ailleurs je n'eusse pas cédé. » Il y retourne donc encore, suit la foule, arrive droit à la pièce de satinette et l'emporte ostensiblement. « Dès que je l'eus dans les mains je ne sentis plus rien ; et il m'eut été impossible de la sortir vu son volume. Une réaction se produisit aussitôt, je rougis de l'acte que je venais de commettre et j'abandonnai la pièce dans un coin ». Mais un des inspecteurs du magasin l'avait vu, et il fut arrêté. La pièce était enveloppée de papier et ce n'est que par les extrémités découvertes qu'on pouvait la toucher, il se complaisait à la caresser et la sensation du satin amenait dans tout son être une jouissance, une sorte de frissonnement agréable. Ce n'était pas la première fois cependant qu'il se sentait poussé irrésistiblement à s'emparer d'objets ne lui appartenant pas. Sa maîtresse nous raconte que chez elle il furetait sans cesse dans les tiroirs des meubles, et elle attribuait ce besoin à la jalousie. Récemment, étant venu chez son père, il vit, sur la cheminée de la salle où on le reçut, deux flambeaux munis d'une bougie, il ne put résister à l'impulsion qui le poussait à prendre les bougies et en mit une dans sa poche.

Cette observation est remarquable par l'état mental habituel du sujet chez lequel nous rencontrons des accidents épileptiformes, des convulsions, des obsessions dès l'enfance, une émotivité très grande à propos du sort des victimes d'un théâtre, des scrupules. Elle est très complète comme éléments syndromiques ; nous y voyons naître en effet une impression produite par la vue et le toucher d'une pièce de satinette, bientôt l'image de cette pièce obsède son esprit, l'obsession s'affirme de plus en plus, il lutte pour lui résister (état de conscience). « Je n'aurais pas dû retourner en cet endroit, là seulement je me sens faible. » Enfin l'impulsion le domine, il prend ostensiblement la pièce et l'emporte. Le contact de cette pièce et le soulagement d'avoir obéi au besoin qui le tourmentait amène la satisfaction. « Je ne sentis plus rien. » Mais à peine, comme chez tous ces malades, l'acte est-il accompli, qu'il le regrette, que les scrupules reviennent et il abandonne son larcin dans un coin.

Ici l'obsession naît du besoin de se procurer de nouveau une certaine impression tactile, la vue de la pièce de satinette enveloppée de papier ne lui est agréable que par l'association, le lien qui existe dans son cerveau entre les centres de perceptions tactiles et visuels; l'excitation de l'un réveillant celle de l'autre. Telle est la déséquilibration de ces malades, que nous voyons celui-ci céder à une impulsion kleptomanique qui aurait aussi bien cédé à des impulsions pyromaniques ou homicides, si d'autres centres nerveux eussent ressenti l'excitation ou si elle fut née d'une impression d'un autre genre.

Observation VIII.

Dégénérescence mentale héréditaire. — Dipsomanie. Vol, etc.

L..., entré dans le service de l'admission à l'asile Sainte-Anne le 20 février 1887, est âgé de 60 ans.

Hérédité. — Son père, comme lui dipsomane, est mort des suites d'accidents alcooliques. Une de ses sœurs et quatre de ses enfants aiment à boire. Son grand-père mourut aveugle, deux de ses sœurs furent l'une migraineuse, l'autre boiteuse. La longévité très grande chez ses ascendants va s'affaiblissant chez ses collatéraux et ses descendants, et parmi ceux-ci les survivants héritent dans une large proportion des prédispositions de leur père à l'alcoolisme.

Jusqu'à l'âge de 18 ans, L... éprouva une grande répugnance pour les liqueurs alcooliques et en repoussa tout usage. Jamais il ne fut malade, mais son caractère fut toujours mélancolique et très émotif. L'élévation de ses sentiments religieux l'a seule éloigné du suicide après ses accès, et un de ses vœux les plus chers est l'entrée de sa jeune fille dans un couvent. Il a de plus de l'agoraphobie, et un amour exagéré des spéculations à la Bourse; aussi après avoir essayé de diverses professions, se décida-t-il à se faire agent de change.

C'est à dater de cette époque de son existence que se montrèrent les accès de dipsomanie caractérisés par des impulsions paroxystiques à boire. Peu durèrent plus de huit à dix jours. Non seulement ils causèrent sa ruine, mais souvent le privèrent de sa liberté, ainsi qu'en témoignent les nombreux séjours qu'il fit dans des maisons de santé. Tristesse, malaise gastrique, sensation de feu intérieur, de découragement et d'abattement profonds, tels sont les signes précurseurs habituel de ses accès. Dès qu'il est en leur puissance, il faut qu'il boive ; il se précipite sur tous les liquides excitants à sa portée, qu'ils lui plaisent ou non. Un jour qu'il était interné à la maison d'Evère « afin, dit-il, d'y suivre un régime, d'éviter les occasions de boire, et surtout de cesser de le faire », il aperçut ayant un accès sur le corridor où il se trouvait, la porte ouverte de la cave, y descendit, trouva un tonneau plein de vin qu'on laissait tourner en vinaigre, en but, ce qui amena chez lui des vomissements et recommença plusieurs fois ainsi jusqu'à ce que l'on eût fermé cette porte. N'importe à quel prix il faut qu'il boive, c'est ainsi qu'on le trouve souscrivant un soir 1.000 francs pour avoir un litre d'eau-de-vie, entrant dans un café et se précipitant sur un litre de boonécam (1) qu'il ne paya pas ; il est vrai que le lendemain il se mit à la recherche de la maison où il l'avait pris pour le solder, mais il ne put la retrouver.

(1) Le boonécam est un extrait amer concentré dont 1 litre sert à préparer 6 litres de liqueur apéritive.

En vain, pour le détourner de boire on mêle à ses boissons les substances les plus répugnantes, de l'assa fœtida « dont l'odeur infecte, dit-il, se répandait dans toute la maison dès que la bouteille était débouchée, des purgatifs amers, etc. » Rien ne put l'arrêter, et il eût encore bu, même si l'on eût mis des excréments. Quelques jours avant son passage au dépôt de la préfecture de police, se promenant avec sa fille, il aperçût à la vitrine d'un épicier des litres de cognac : fasciné par cette vue, il entre, achète 6 litres d'eau-de-vie et 6 litres de rhum, s'enferme chez lui, et huit jours après il ne reste plus rien.

Loin de rechercher les occasions de boire, en dehors de ses accès, il les fuit. « Il déteste la boisson et a l'ivresse en horreur. » L'eau, le thé, le café, forment ses boissons habituelles ; il assiste au mariage de ses filles ne buvant que de l'eau.

Malgré ses excès il a parfois échappé au délire des buveurs. Le dipsomane, en effet, n'est pas un ivrogne, il n'est pas sans cesse saturé d'alcool, et si les excès continuant le délire éclate, sa durée est courte et après quelques jours de tremblements et d'hallucinations, tout est fini.

Lorsque survint le dernier accès, L... était triste depuis une quinzaine de jours, son caractère changeait, aussi avait-on éloigné de sa cave les liquides alcooliques et fait le vide en sa bourse. Dix jours avant le plein de l'accès, les troubles gastriques se montrent, sa table ne lui suffit plus, il entre chez un marchand de vins, fait un déjeuner succulent qu'il arrose d'un vin copieux, lui si sobre d'ordinaire, et faute de pouvoir le payer est arrêté et conduit au poste de police où il se fait réclamer par sa fille. Quelques jours après celle-ci le rencontre dans la rue un panier au bras, le force à l'ouvrir, voit la pendule qu'il allait engager au Mont-de-Piété afin d'obtenir quelque argent pour boire ; elle le contraint à remonter chez lui avec son fardeau, mais, peine inutile, la pendule reprend bientôt le même chemin.

En général l'impulsion à boire ne le quitte pas durant tout l'accès et il ne dégrise pas, mais il a parfaitement conscience de ce qu'il fait alors, comme le prouvent les détails suivants, que lui-même nous a fournis.

Le 19 février, l'impulsion est plus forte que jamais ; n'ayant point d'argent il fait venir un brocanteur et lui vend des vêtements et un christ, souvenir de sa femme, pour la somme de un franc, puis il va boire. — Appauvri de nouveau il se saisit d'un porte-bouteilles garni de ses bouteilles vides et les laisse en gage dans un cabaret pour un verre de vin blanc. Passant devant la boutique de son boulanger il aperçoit un litre de kirsch, il le lui faut aussitôt ; il simule une indisposition de sa fille, obtient le kirsch, s'enferme chez lui et dans la nuit du 19 au 20 février boit le litre de kirsch plus un quart de litre de rhum qu'on lui avait caché. Le lendemain, il redemande du kirsch, on refuse, il s'emporte ; puis, son litre à la main, fait de vaines tentatives pour descendre au dehors, y parvient après bien des efforts, et va demander à boire chez ses fournisseurs habituels, qui, prévenus par sa fille, ne consentent pas à le servir. Il vend pour quatre sous son litre vide et se remet à boire. A deux heures du matin les cabarets sont fermés et sa soif n'est pas encore éteinte ; il se dirige vers l'officine d'un pharmacien, le réveille, lui demande une bouteille d'alcool de mélisse pour sa fille malade, mais comme il n'a pas d'argent on ne la lui donne pas. Alors il retourne chez lui, rencontre une femme titubante qu'il emmène, se dispute avec elle, la bat, la chasse de chez lui, et le lendemain est dans une telle surexcitation qu'on requiert les agents qui l'emmènent au dépôt de la préfecture de police.

Les symptômes qui permettent de rattacher ce malade à la grande famille des dégénérés héréditaires, sont : l'agoraphobie et les impulsions paroxystiques à boire qui lui font satisfaire à ce besoin malgré les substances les plus répugnantes qu'il sait mêlées à ses boissons, qui lui font souscrire 1.900 fr. pour avoir un litre d'eau-de-vie; qui le poussent au vol quand il s'empare de la bouteille de boonécam, etc. Rien ne résiste au besoin maladif, et avant même d'y avoir satisfait, il a perdu la raison. C'est ainsi que, banquier, il se fait arrêter pour n'avoir pu payer la note d'un restaurateur ; qu'il vend pour obtenir de quoi boire des objets qui pour lui devraient être sacrés, le Christ emblème de sa religion, et les vêtements de sa femme qu'il aimait. Tout sens moral a déjà disparu, il ne craint pas d'amener sous le toit où il demeure avec sa jeune fille, une femme titubante qu'il a trouvée dans la rue, il ne recule ni devant le vol pour s'emparer de boonécam, ni devant le mensonge pour tromper son boulanger et le pharmacien.

Observation IX.

Dégénérescence mentale avec impulsions kleptomatiques et au suicide. — Fugues conscientes répétées, folie du toucher onomatomanie.

B... (Alexandre), entré à l'admission le 21 juin 1887, est âgé de 25 ans.

Hérédité. — Le père a eu quelques troubles nerveux, et à dû se reposer de ses travaux en 1870.

Un oncle paternel eut une existence aventureuse et très accidentée.

Un frère et une sœur sont nerveux et impressionnables.

Tout enfant, B... eut des convulsions, et plus tard une fièvre scarlatine très violente. Il a toujours eu l'imagination très exaltée, et cette exaltation a été encore développée par la lecture de livres de voyages, pour lesquels il était passionné.

Dès l'âge de 7 à 8 ans, des idées de fuite le prennent; à 12 ans, placé dans un lycée, il s'enfuit (mars 1874).

On le met au collège Rollin où il a des crises nerveuses, se sent poussé à mal faire, et, si on le réprimande, est pris du besoin de rire, rit malgré lui, alors qu'intérieurement il est très peiné. Ce trouble nerveux s'est depuis montré chez lui bien des fois et pendant longtemps (mai 1875).

Placé dans une autre pension, un an après il s'enfuit, empruntant une voiture, que son père loue habituellement (mai, 1876).

De retour à la maison paternelle (il est alors âgé de 14 ans), il veut être marin et s'embarque en qualité de pilotin pour faire un voyage dans les mers du Sud. A Valparaiso il déserte le bord, va à Santiago, puis revient à Valparaiso et rejoint son navire (octobre 1876).

Tenant compte de ses aptitudes au service de la mer, on le prépare pour « le Borda », ce qu'il accepte avec plaisir, et à 15 ans entre au lycée de Brest. Un mois après il s'enfuit de nouveau (octobre 1878).

On veut l'embarquer sur un navire anglais, on le conduit à Liverpool d'où il se sauve (en novembre) après s'être emparé la nuit du porte-monnaie bien garni de son père, qu'il laisse sans ressources à Liverpool.

Venu à Paris en vue de se faire préparer aux examens de l'une des écoles de l'État, il s'enfuit de l'établissement (décembre 1878). Il est âgé à cette époque de 16 ans 1/2. Jamais, lors de ses fugues, il n'a eu de motif pour fuir; généralement ces fugues étaient précédées d'une période de découragement, de tristesse, et quelquefois cette période remplaçait la fugue. Pendant qu'il lutte pour fuir, il souffre, et l'obsession dure quelquefois 7 à 8 jours; si au contraire il y satisfait, un jour ou deux après la fugue accomplie, il se sent plus à l'aise, déplore ce qu'il a fait, pleure et revient s'il le peut.

A 18 ans il s'engage. Seize jours après son arrivée au corps (mars 1880), il déserte, passe par la Belgique et part en Amérique. Avant même que d'y être arrivé il regrette son départ et est décidé au retour qu'il s'empresse d'effectuer, il se livre à la justice militaire, est traduit en conseil de guerre et acquitté.

Au bout de quelques mois, se sentant toujours faible en présence de ses impulsions, se rendant compte qu'il est malade et qu'il n'arrivera qu'à déshonorer sa famille, il veut en finir et se tire un coup de revolver ; la balle traverse la poitrine. On le sauve et il est réformé pour troubles cérébraux (avril 1881).

Son père l'envoie en Allemagne. Au mois d'octobre il est pris d'une période de découragement, et de nouvelles impulsions à fuir hantent son esprit ; l'arrivée de son père fait avorter la crise, mais bientôt il cède et s'enfuit de nouveau en avril 1882.

Ayant conscience de son trouble maladif il supplie son père de le faire soigner, il consulte à Paris où l'on conseille de le marier, mais il est trop jeune il n'a que 20 ans. Son père l'envoie en Russie, d'où il fait une nouvelle fugue en juin 1882.

Il se marie à 21 ans et choisit une carrière commerciale. Pendant un an, à la suite de son mariage, toute impulsion à fuir disparaît, mais voici que se présentent des accidents qui rendent difficiles les rapports entre sa femme et lui; alors il redevient malade, ses impulsions à fuir le reprennent, il part deux fois mais revient de suite.

Enfin une troisième fois il s'enfuit et reste deux ans parti.

Un nouveau vol qu'il avait commis pour satisfaire à son impulsion l'avait jeté dans le désespoir et retenu durant deux ans éloigné du toit conjugal.

Il est à remarquer que presque toujours, sauf les dernières fois, les impulsions à fuir de ce malade le prennent au printemps et en automne. Lorsqu'une de ces crises doit s'emparer de lui, il est durant quelques jours dans un état affreux. Les idées de fuite l'obsèdent, il les chasse, elles reviennent; il n'a d'abord aucun plan, mais peu à peu le plan se dessine dans son esprit, en vain il se raisonne et se dit : « Non, tu ne feras pas cela, c'est impossible », sa pensée y revient toujours ; il faut qu'il parte, il est vaincu.

Autrefois ces impulsions à fuir étaient beaucoup plus puissantes, bien qu'il n'y ait jamais eu motif à ces fugues. A son retour il implorait son pardon, chaque fois l'obtenait et se promettait de ne jamais recommencer ; inutile résolution, sous l'influence d'une nouvelle crise il y cédait encore. Telle était la puissance de ces obsessions à fuir que bien souvent, pendant son sommeil (et cela s'est produit même ces dernières années), il rêvait être parti, et se réveillait en pleurs et désolé, heureux à son réveil de se retrouver chez lui.

Tout récemment, depuis son mariage, sa force de résistance aux impulsions s'était accrue ; deux fois même il est parti et revenu ; la première fois en juillet, on n'en avait rien su, il est parvenu à le cacher ; la seconde fois, en janvier, après avoir vagabondé toute une nuit en voiture, en chemin de fer, il rentra le lendemain brisé, les membres douloureux, ce qui lui arrive toujours du reste, après ces crises. La dernière fois la lutte fut plus longue, elle dura plusieurs jours, et la nuit et le jour qui précédèrent son départ il souffrit horriblement. Vaincu il est parti, mais la honte de revenir l'éloigna pendant deux ans du toit conjugal.

Si l'on rapproche cette observation de celle du dipsomane L..., on voit combien l'état mental de ces malades est semblable : L... a des impulsions paroxystiques à boire ; B... a des impulsions paroxystiques à fuir. Pour y satisfaire L... s'empare d'un litre de boonécam sans le payer. B... s'empare du porte-monnaie de son père et s'enfuit. Les crises reviennent dans les deux cas p.us intenses et plus irrésistibles au printemps et à l'automne, celles qui surviennent aux autres saisons de l'année permettent une lutte plus longue et parfois même avortent. Outre ses impulsions à fuir, B.. a présenté, durant 2 ans, de 21 à 23 ans, ce qu'on a désigné sous le nom de délire du toucher et d'onomatomanie. Nous retrouvons encore ici les caractères bien connus des syndrômes de la dégénérescence mentale héréditaire : l'obsession, l'impulsion irrésistible, l'état de conscience et de soulagement dès l'acte maladif satisfait.

Observation X.

Paralysie générale ; idées ambitieuses, bris d'un piano, veut se substituer à un prêtre qui officie.

Le 2 janvier 1887 est entrée dans le service de l'admission, le nommé L..., officier public ; son hérédité ne présente rien qui soit digne de remarque. Sa parole est hésitante et embarrassée, il a de l'inégalité pupillaire, la pupille droite plus grande que la gauche, et un affaiblissement considérable de toutes ses facultés ; issu d'une honnête famille de cultivateurs, il croit avoir la connaissance innée de toutes les sciences, dit avoir passé successivement par les professions de pharmacien, de médecin, d'avocat, etc... posséder tous les Codes, vante ses succès près des femmes dans sa jeunesse, prétend avoir épousé une Vénus, ce qui ne l'empêche pas de nous avouer que depuis 5 ans il est, avec sa femme qu'il aime beaucoup, d'une frigidité absolue. Chargé dans ces derniers temps de deux affaires extrêmement importantes qui lui ont valu les félicitations du parquet auquel il était attaché, il dut pour fournir le travail qui lui était demandé veiller plusieurs nuits, la journée ne lui suffisant pas. C'est à la suite de ce surmenage intellectuel qu'il commit les actes qui l'amenèrent à l'asile. Ceint de son écharpe, il s'introduisit chez un habitant dans la ville où il était fonctionnaire et brisa un piano, puis il pénétra dans l'église et tenta de se substituer au prêtre qui officiait pour une messe d'enterrement. Ajourd'hui il vante sa force, ses talents de chanteur, de dessinateur, etc. et il crayonne sur une feuille de papier d'un côté un dessin ridicule qu'il croit le portrait très ressemblant d'une des personnes présentes, tandis que sur l'autre face il trace le certificat suivant qui montre combien parfois, même au milieu de la démence la plus grande, certains aliénés sont capables d'actes ayant l'apparence de la lucidité : L'an 1885, le 2 janvier à midi, Nous (désignation de sa qualité) informé par le brigadier... qu'un nommé B... porteur de journaux avait violé, dans le domicile de ses parents, au lieudit (endroit) à (pays) une petite fille âgée de moins de 13 ans, nous nous sommes transporté immédiatement à la maison des époux G..., procédons à une enquête en entendant l'enfant, sa mère, sa sœur et son petit frère, par procès-verbaux distincts. Procédons à des constatations que nous relatons sur un procès-verbal distinct; nous nous transportons au domicile de l'individu, l'arrêtons, le confrontons avec la petite fille et l'avons à la disposition de la justice sous l'inculpation de.....

Transmettons le dossier comprenant dix procès-verbaux, un plan de l'habitation, etc.

Signé L...

Cette observation montre très nettement que les paralytiques généraux n'échappent pas parfois aux impulsions violentes, elle montre l'état de démence avancé d'un malade, compatible encore en apparence avec un service professionnel où il a pleins pouvoirs, et elle témoigne du danger que peut, dans certains cas, offrir cette affection chez des gens chargés de fonctions publiques graves et difficiles. Elle attire notre attention sur un phénomène que nous avons recherché depuis sur tous les malades paralytiques généraux non douteux qui sont passés par le service, phénomène qui n'a jamais manqué à cette période de la maladie, la diminution énorme et parfois l'abolition complète des rapports sexuels; tandis que les paralytiques au début de leur affection très excités, demandent ces rapports avec exagération et souvent sont aptes encore à s'en acquitter.

Enfin on voit combien la maladie emprunte de gravité à la profession du sujet et si jamais l'internement est nécessaire, c'est surtout dans ces circonstances.

Observation XI.

Paralysie générale. — Escroqueries répétées. — Vols. — Faux en écritures. — Idées ambitieuses et de richesses exagérées. — Impulsions homicides.

W... (Achille), âgé de 31 ans, est entré dans le service de l'admission le 21 juin 1887.

Il présente à son entrée une grande dilatation des pupilles la pupille droite est un peu plus large que la gauche. Il a un très léger embarras de la parole masqué surtout par son excitation. Il tient des propos incohérents. Les renseignements que nous a donné sa sœur nous apprennent qu'il a fait ses études de pharmacie et qu'il voyageait pour cette profession. L'embarras de sa parole, l'affaiblissement de la mémoire et la perte des forces musculaires date de 3 à 4 mois, depuis cette époque il a dû également suspendre tout travail.

Nous avons appris aussi qu'il se livrait à de nombreuses tentatives d'escroqueries depuis environ trois mois. Il prenait des voitures pour se promener et faire des courses, empruntait au cocher, qu'il invitait à déjeûner avec lui, de l'argent pour solder ses repas, et disparaissait sans lui payer ni ses courses ni ses avances.

Il touchait des factures pour la maison qu'il représentait et n'en remboursait pas le montant. Il entrait et se faisait servir d'excellents repas dans les restaurants, puis partait sans les avoir payés. Son imagination lui avait fourni un moyen original de faire des affaires, dans ses visites aux pharmaciens : il leur faisait ses offres de service, et si ceux-ci n'avaient besoin d'aucun des produits offerts, dès sa sortie il n'en marquait pas moins sur son carnet une grosse commission, voulant, disait-il, gagner des millions. Parfois il entrait dans de grandes colères, si on ne lui commissionnait rien.

Étant entré quelques jours avant dans une imprimerie, il y avait fait une commande de plusieurs millions de prospectus-réclames.

Chez sa sœur, il prenait depuis quelque temps tout ce qui lui tombait sous la main, et volait la nuit l'argent dans le porte-monnaie de son frère qui couchait dans la même chambre que lui. Depuis le début de sa maladie, il se livrait à l'alcool, dont il ne faisait que peu ou pas usage autrefois. Enfin il opposa en bas d'une traite lancée dans le commerce la signature de son frère. Depuis son séjour à l'asile ses idées ambitieuses se sont accentuées; son agitation est très grande, il chante, il déclame d'un ton emphatique, prétend envoyer 320 dépêches par jour au Président de la République pour l'inviter à déjeuner avec lui, et s'étonne de n'en pas recevoir de réponse.

Il y a trois ans, à la suite d'une discussion d'intérêts, il lança un couteau à la tête de son frère qui, fort heureusement, ne fut pas atteint. Jamais on n'a observé chez lui d'accidents épileptiformes.

Depuis qu'il est malade, plus aucun rapport avec ses maîtresses « Ça ne lui disait plus », affirme-t-il.

Ce malade est intéressant d'abord parce qu'il nous montre déjà depuis 3 ans des habitudes congestives qui pouvaient donner naissance à des impulsions; il en est ainsi lorsqu'il lance un couteau à la tête de son frère pour une petite discussion d'intérêts, puis, bien que son état d'excitation masque à peu près totalement l'embarras de sa parole et l'affaiblissement de sa mémoire, il n'en est pas moins à une période avancée de la paralysie générale. En effet la cessation de tout rapport sexuel chez cet homme très vigoureux remonte à plus de 3 mois, et la multiplicité de ses vols, le ton heureux, orgueilleux presque, dont il nous les raconte, nous prouve que son intelligence est déjà très affaiblie, et que tout sens moral a depuis longtemps disparu. C'est ainsi qu'en considérant les impulsions et les actes des aliénés, il est parfois possible chez un sujet qui ne présente en apparence que peu ou point des signes physiques ou psychiques d'une maladie aussi grave que la paralysie générale, de lui assigner cependant une date. Remarquons que, comme beaucoup de ces malades, cet homme, sobre d'habitude, abuse de l'alcool depuis qu'on s'est aperçu de sa maladie; n'y aurait-il pas là une relation de cause à effet, et conscients de l'affaiblissement de leurs forces, les malades frappés de paralysie générale ne recherchent-ils pas un stimulant dans les boissons excitantes?

Observation XII (1)

Paralysie générale. — Vol d'un torchon. — Aveu du malade, qui devient son propre accusateur. — Conséquences.

B... Jean, âgé de 47 ans, entré le 20 février 1887 dans le service de l'admission, eut à 18 ans une fièvre typhoïde.

Il était employé comme chaudronnier à la compagnie du

(1) Fortineau. — Des impulsions au cours de la paralysie générale. Thèse de Paris 1885.

chemin de fer d'Orléans depuis plus de onze ans, quand un samedi soir il quitta son atelier emportant à la vue de tous, un torchon qu'il avait jeté sur son bras gauche. Le lundi on chercha partout l'objet disparu, personne ne songeait plus, tant l'enlèvement du torchon avait été ostensible à celui avec lequel on avait vu B... sortir, et ce fut lui qui vint dire à son chef : « mais votre torchon, il est à la maison ». Renvoyé pour cet exploit deux mois avant son entrée à l'asile, on nous apprend que depuis mai 1886 toutes ses facultés s'affaiblissaient, sa parole s'embarrassait, ses forces disparaissaient, sa mémoire était devenue nulle, au point, dès qu'il était hors de chez lui, qu'il ne savait plus où il avait voulu aller. Enfin, étant entré pour se faire traiter à l'hôpital de la Pitié, il n'y fut pas plutôt que, tourmenté par un vague besoin de mouvement, il en partit pieds nus, vêtu seulement d'un pantalon et d'une chemise. C'est dans cet état qu'il nous est arrivé à l'asile Sainte-Anne.

Je n'ai fait mention de cette observation que pour mieux montrer la naïveté et l'inconscience des actes délictueux des paralytiques généraux. Depuis, sa malheureuse famille privée de chef est dans le dénûment le plus complet, alors que si cet acte, au lieu d'être considéré comme un simple délit, eût été jugé comme le début d'une grave maladie, la grande et riche compagnie au service de laquelle il était eût certainement accordé un secours à l'un de ses bons et anciens serviteurs.

Observation XIII.

Impulsions et hallucinations survenues chez un paralytique général au début de sa maladie, sous l'influence d'excès alcooliques.

Cette observation nous permettra de passer des actes du paralytique à ceux de l'alcoolique.

D..... (Léon), âgé de 29 ans, entré à l'admission le 22 juin 1887, est taciturne, surtout depuis un mois. Il a un frère qui est interné comme épileptique à l'asile de Bicêtre. Lui n'a jamais présenté aucun accident qui pût être nettement rattaché à une attaque épileptiforme. Depuis un an environ, il faisait des achats inconsidérés, perdait beaucoup la mémoire, était obligé de noter tout ce qu'il devait faire. On n'a pas remarqué d'embarras, même passager, de la parole, mais il a de l'inégalité pupillaire, la pupille gauche est plus large que la droite. Malgré sa faiblesse musculaire, qui était telle qu'il ne pouvait vers la fin se tenir sur ses jambes et qu'il tombait à chaque instant, il eut de l'exagération des rapports sexuels avec sa maîtresse, et il continua à diriger son commerce jusqu'au jour de son entrée. Il y a 5 ou 6 mois, croyant n'avoir plus qu'une marche à franchir, il est tombé dans l'escalier de la maison qu'il habite, sans se blesser, de la hauteur d'un étage.

Autrefois très sobre, il s'est départi de cette retenue dans ces derniers temps, et a fait quelques excès de vin et d'alcool. Sous cette influence, il présente quelques accidents analogues à ceux des alcooliques, son sommeil de pesant qu'il était est devenu nul, il parle à haute voix toute la nuit, croit qu'on le mène en prison pour avoir volé des billets de mille francs, et ses nuits se terminent par des urinations abondantes, analogues à celles des crises chez les alcooliques.

Quelques jours avant son entrée, se trouvant au dehors, il fut pris d'hallucinations ; vit des flammes, entendit crier au feu, et comme la glace d'un avertisseur d'incendie se trouvait près de lui, d'un coup de poing il la brisa. Arrêté immédiatement, d'abord il nie que ce soit lui qui l'ait brisée, prétend n'en avoir nul souvenir, puis la mémoire lui revient, et c'est alors qu'il se décide à nous avouer qu'il avait cru voir un incendie dans le voisinage.

On retrouve dans cette observation un malade au début de la paralysie générale (période de l'excitation sexuelle) ; comme chez W..... l'un des malades précédents, cette période est signalée par des excès alcooliques. Sous cette influence, se montrent des hallucinations, et il commet un acte délictueux, le bris de la glace d'un avertisseur d'incendie. — On aurait pu croire tout d'abord à une impulsion épileptique, car il n'a, lors de son entrée, nul souvenir de cet acte, et de plus son frère est épileptique. Quelque temps avant, croyant n'avoir plus qu'une marche à descendre, il avait fait dans l'escalier une chute de la hauteur d'un étage ; mais il n'a pas eu d'attaques, il se souvient et a parfaitement conscience et du motif de sa chute et de l'hallucination qui l'a poussé à briser la glace de l'avertisseur. Il est donc absolument impossible de le considérer comme épileptique. C'est un paralytique général qui fait abus de boissons et, sous cette influence, a des hallucinations, puis des impulsions.

Observation XIV

Alcoolisme aigu. — Sous l'empire d'hallucinations, impulsions à l'homicide et au suicide.

C..... (Pierre), âgé de 35 ans, entré à l'admission le 18 juin 1887, se livre depuis longtemps à des écarts de régime. Le matin, à jeun il absorbe un verre d'eau-de-vie, dans la journée deux litres environ de vin, et après son repas prend du cognac avec exagération. Sous l'influence de ces excès, il fut pris d'insomnies, de frayeurs nocturnes, de cauchemars, de tremblements, de soubresauts, il vit et il eut la sensation d'animaux (rats), qui couraient sur son lit...., etc. On venait, disait-il, pour écouter à sa porte, pour le tuer ; il se voyait entouré d'individus armés de sabres et de pistolets. Effrayé par ces hallucinations, il voulut d'abord jeter ses enfants par la fenêtre et tuer sa femme, puis comme on l'en avait empêché, il tenta de se suicider.

Tel est l'accès franc de délire alcoolique. Le plus souvent les malades en proie à ce délire ont des hallucinations terrifiantes, des idées mélancoliques, et sous l'influence de ces hallucinations, peuvent devenir redoutables, commettre toutes sortes d'extravagances, de crimes et de délits comme on le verra en se reportant au résumé des actes commis par les alcooliques.

Observation XV.

Alcoolisme chronique. —Idées mélancoliques, s'accuse de crimes imaginaires, violences, impulsions homicides, satyriasis.

L... Firmin, âgé de 37 ans, est entré dans le service de l'admission pour la quatrième fois le 18 mars 1887. A sa première entrée en 1884, il avait fait de nombreux abus d'absinthe et avait eû des hallucinations pénibles, apercevant des gens armés qui le menaçaient; à ces frayeurs avaient succédé des craintes d'une autre nature, il se figurait avoir commis un attentat à la pudeur sur sa fille âgée de dix ans; enfin il crut avoir tué sa femme et alla le raconter à un gardien de la paix qui l'arrêta. Conduit devant le commissaire de police, il renouvela sa déclaration, manifestant une profonde horreur pour le crime qu'il avait commis et pleurant à chaudes larmes. Le magistrat qui se rendit à son logement afin de s'assurer de l'exactitude de ces renseignements, rencontra dans l'escalier la femme de L... qui revenait de son travail et qui lui fit part du trouble de la raison survenu chez son mari depuis qu'il se livrait à la boisson.

Le 9 mars 1886, il se rend encore chez le commissaire de police pour lui déclarer de nouveau qu'il a tué sa femme, qu'on ui veut du mal, etc., il présente également des tremblements, des mains, des lèvres et de la langue; des insomnies, pleure extravague.

Le 13 août 1886 nouveaux excès de boisson, nouvel accès, mais l'alcool cette fois ne porte plus son action sur les mêmes centres nerveux; durant 5 ou 6 jours il est pris de besoins vénériens extraordinaires et devient comme une bête sauvage; sa femme résiste, il lui fait une scène violente, puis descend dans la rue qu'il parcourt droit devant lui sans savoir où il va, pleurant et se lamentant.

Enfin il est revenu à l'admission le 18 mars 1887 et alors l'excitation porte à la fois sur tous les centres que nous avons vu entrer en jeu précédemment, de plus son caractère s'est sensiblement modifié; il ne déplore plus la mort de sa femme mais il la menace; il a fait exhibition en public de ses organes génitaux, pleure, accuse sa femme de ne plus vouloir se prêter au coït avec lui, d'avoir inventé toute cette histoire pour le faire interner. Ajoutons que chez ce malade la face est asymétrique et le côté droit beaucoup plus développé.

A chacune de ses entrées nous retrouvons le même fond mélancolique, l'excitation porte du côté des mêmes organes, mais en dernier lieu il a échangé ses hallucinations tristes contre des impulsions homicides et il menace de mort sa femme, si elle ne satisfait de suite à ses désirs. Ce qu'il y a de remarquable dans les impulsions dues au délire alcoolique, à part leur fonds de mélancolie, c'est leur extrême mobilité. Chez les malades suivants, où l'alcoolisme accompagne des abus d'absinthe, nous trouverons encore d'autres impulsions et de plus l'amnésie.

Observation XVI.

Alcoolisme et absinthisme. — Impulsions au vol. — Crises épileptiques. — Amnésie.

G... (Pierre), 30 ans, garçon d'hôtel. Entré à l'admission le 12 janvier 1887.

1er internement le 25 juin 1885, après inculpation de vol et d'escroquerie.

Le certificat d'entrée demande l'examen prolongé du malade.

Les 2, 3 et 8 juillet, il eut 3 crises nettement épileptiques débutant chaque fois par une aura prémonitrice (frissons et douleurs le long des aphophyses épineuses des vertèbres dorsales s'irradiant jusqu'à la nuque) puis chute sur la face, secousses toniques et cloniques, urination involontaire, écume sanguinolente à la bouche, morsure de la langue, hébétude consécutive et perte absolue du souvenir. Les attaques devinrent de plus en plus rares, il fut envoyé à Bicêtre d'où il sortit bientôt.

La mère du malade parait avoir également des accidents épileptiformes, elle cause, s'arrête tout à coup, pâlit, puis reprend le cours interrompu de la conversation... elle a des idées mélancoliques.

G... eut à l'âge de 3 ans une méningite et à 16 ans une fièvre typhoïde. Il fait d'habitude des excès d'alcool et surtout d'absinthe. On a même remarqué que ses attaques ne l'ont repris que lorsqu'il s'est adonné de nouveau à cette boisson. La première attaque s'est montrée 3 mois après sa sortie de Bicêtre, puis elles sont redevenues de plus en plus fréquentes.

Il fut arrêté et conduit à Mazas après la disparition d'une mauvaise montre qui eut lieu chez son patron. Tout d'abord, quand il apprit qu'on le soupçonnait, il s'écria : « Mais ce n'est pas moi ». Puis, continuant à boire, il finit par s'accuser d'avoir commis le vol, alors on l'arrêta. Il n'a nul souvenir de ce qui s'est passé au moment de son arrestation, il ignore absolument pourquoi on l'a envoyé à Mazas et quand on lui eut fait connaître qu'il était accusé du vol de la montre, sa première pensée fut que cette histoire avait été inventée par sa famille pour se débarrasser de lui.

« Il ne se rappelle de rien, dit sa femme, quand il a bu et il a alors la manie de prendre tout ce qui lui tombe sous la main. Ce n'est que lorsqu'il a fait des excès de boisson qu'il a des attaques et on lui pourrait alors faire dire tout ce que l'on voudrait ». La montre du reste n'a pas été retrouvée sur lui, on ne la lui a pas vu prendre et on n'a d'autre preuve de sa culpabilité que son récit chez le marchand de vin.

Chez cet homme, nous trouvons une prédisposition héréditaire à l'épilepsie accrue encore par deux maladies dont une seule suffirait à faire naître parfois dans la suite des accidents épileptiformes. C'est beaucoup déjà et, si on y ajoute ses excès d'absinthe, il semble qu'il ne puisse plus échapper aux crises et aux impulsions qui trop souvent les précèdent, les accompagnent ou les suivent. Nous y remarquons une amnésie complète et une suggestionnabilité très grande comme chez tous les malades qui se livrent à l'alcool (on pourrait lui faire dire ce que l'on voudrait); enfin, lorsqu'il est sous l'influence de son poison, des impulsions à s'emparer de tout ce qui se présente à lui.

Observation XVII.

Alcoolisme et absinthisme. — Menaces de mort. — Impulsion au suicide. — Amnésie. — Débilité mentale.

C... (Jean), 39 ans, commissionnaire est entré dans le service de l'admission le 8 juin 1887. Le père, maçon, était buveur et a succombé à une affection de poitrine. Trois frères sont également buveurs (vin).

C..., eut la fièvre typhoïde à l'âge de 8 ans. Il apprenait, dit-il, très bien, étant jeune, toutefois si nous en jugeons par ce qui lui arriva vers l'âge de 12 ans lorsqu'on voulut le mettre en pension, son intelligence fut toujours bornée. On avait résolu de faire pour cet enfant, le plus jeune de tous, des sacrifices pécuniaires et de le placer au collège; mais, ayant entendu dire que l'on y mutilait les gens, il refusa obstinément d'y aller. Il a le caractère triste, s'ennuie seul et cependant ne recherche pas la société. Sorti de l'école à l'âge de treize ans, ce malade montra une grande instabilité pour les professions et les emplois qu'il embrassa. Il a des habitudes d'intempérance, boit avec excès du vin et surtout de l'absinthe (5 et 6 verres par jour), « car, dit-il, on ne saurait plus boire de vin après avoir pris une absinthe. » Étant entré à l'admission une première fois le 28 avril 1886 pour du délire alcoolique avec hallucinations pénibles et idées de persécution, il avait cru et croit encore que sa famille veut lui faire du mal. Ayant, à cette époque, résolu de tuer son frère et de se tuer après, il avait également proféré des menaces contre son patron et fut envoyé à l'asile de Vaucluse, d'où il sortit en octobre 1886.

Libre il reprit sa profession de commissionnaire médaillé et aussi ses abus d'absinthe. Cette liqueur bien qu'elle n'ait pas amené de crise épileptiforme complète, détermine le plus habituellement chez lui des absences, il perd complètement la mémoire de ce qu'il fait étant en sa puissance, et de plus a parfois des impulsions : « Quand j'ai bu un coup, je marche comme un imbécile sans savoir où je vais ». En dehors même de la crise, lorsqu'il est à jeun, il a des absences : « Il y a, dit-il, des moments où je n'entends pas bien, où l'on me cause et où je ne fais pas attention. »

Ce n'est pas la première fois qu'il fut sujet à des impulsions : « ça m'est arrivé bien des fois de boire un coup de trop, je marchais ainsi, puis le lendemain je reprenais mon travail. » Un jour qu'après avoir bu il était allé aux Halles avec des camarades, il les perdit, s'égara et comme ils lui reprochaient ensuite de les avoir quittés, il soutint qu'il n'était pas allé aux Halles avec eux. « Quand j'ai bu je ne sais ce que je fais, je ne suis pas méchant, si je n'avais pas été trouver les agents (car il faut bien que j'y sois allé on n'a pas dû inventer cela) je serais encore au dehors, j'aurais marché jusqu'à ce que cela se soit passé, puis je serais rentré et aurais repris mon travail le lendemain. »

Cette fois il avait abordé un gardien de la paix en lui disant qu'il venait d'assassiner sa maîtresse et qu'il l'avait cachée sous son lit. Or il n'a pas de maîtresse et ne se souvient ni de cette scène, ni des endroits où il a pu passer les nuits, ni de ce qu'il a fait depuis le samedi jusqu'au mardi, jour de son entrée « mais, ce qu'il y a de sûr c'est que j'avais bu. »

Le peu de renseignements que nous a fournis le loueur en garni qui l'a logé durant quelques jours nous le représente comme ayant eu des insomnies et des troubles de la sensibilité générale, car un matin il lui demanda de semer dans sa chambre de la poudre à punaises, celles-ci l'avaient, disait-il, empêché de dormir et il avait dû coucher à terre. Or le logeur nous affirme que, s'il est possible, qu'il y ait chez lui des punaises, ce dont il n'a pas connaissance, ce n'est pas au point de chasser ses locataires de leur lit. Il ajoute que C... est d'habitude triste et préoccupé, sombre et parlant très peu.

Observation XVIII.

Alcoolisme et absinthisme. — Impulsions à frapper et à se suicider. —Amnésie

Le malade S..., entré à l'admission le 16 juin 1887 est âgé de 28 ans. Son père buvait de l'absinthe mais néanmoins, continuant son travail, put échapper à l'internement.

En 1871 S... eut la fièvre typhoïde, depuis il s'est montré incapable de tout travail suivi et s'est adonné à l'absinthe Son instruction est incomplète, il sait lire et écrire, mais ses pages sont émaillées de nombreuses fautes d'orthographe.

En 1871 il vint pour la première fois à l'admission pour un accès d'agitation maniaque et depuis ses séjours dans les asiles d'aliénés sont devenus de plus en plus fréquents et chaque fois ont été précédés d'abus absinthiques amenant chez ce malade une perte complète du souvenir de ses actes, avant l'entrée. En 1884 ce fut une tentative de suicide. En 1886 il se fit arrêter pour vagabondage et voies de fait et fut mis en prison. il avait alors perdu toute notion de son existence depuis le 12 août jusqu'au 6 septembre ; aussi qu'elle ne fut pas sa stupéfaction en se retrouvant dans une cellule à Mazas, surtout quand un gardien lui eut dit qu'il y était depuis vingt-trois jours, et qu'il y avait été extrêment agité ; il avait les lèvres enflées et ne savait à quoi attribuer sa maladie.

Lors de sa dernière entrée, en juin 1887, nous le trouvons absolument inconscient de ce qu'il a fait depuis quinze jours ; il n'est pas moins étonné de retrouver dans les poches de son pantalon les lambeaux de ses vêtements et la coiffe de son chapeau. Il suppose que le motif qui l'amène ici est une dispute qu'il aurait eue, étant sous l'influence de l'absinthe, avec des gens à qu'il aurait offert de vendre des bagues en doublé.

Enfin, comme chez tous ces malades dont le niveau intellectuel baisse après des excès de boisson, « car ce ne sont pas, dit-il, deux verres d'absinthe qui pourraient me mettre dans un état semblable », voici qu'apparaissent les idées de persécution. Sa faiblesse de caractère est telle qu'il ne peut s'empêcher de se livrer à l'absinthisme. Comme il ne travaille que peu ou pas, pour avoir de l'argent et boire de l'absinthe il a recours à sa famille et lui fait des scènes violentes, devient menaçant, puis quand il a obtenu les quelques francs qu'il désire, il s'enfuit et disparaît pour 15 jours. Lorsqu'il est sous l'empire de son poison, il est capable de tout. de tuer, de voler, etc., il a plusieurs fois essayé de se suicider et fut pris d'une de ces fantaisies qui amènent parfois un alcoolique sur les bancs de la Cour d'assises.

Il avait autrefois été employé par un prestidigitateur, l'idée lui vint, à la vue d'un passant, de lui montrer à exécuter un tour avec une corde, et il se mit en devoir de la lui passer autour du cou. Arrêté à cause de l'exécution de cette malencontreuse pensée, il fut mis en prison.

Nous retrouvons ici les amnésies qui accompagnent les actes de l'absinthique, l'excitation due à l'action simultanée de l'alcool et de l'absinthe ; des tentatives réitérées de suicide accomplies sans doute sous l'empire d'hallucinations terrifiantes ; enfin des impulsions et un affaiblissement intellectuel qui, en dehors même de leurs crises, peut parfois amener ces malades devant les juges.

Observation XIX.

Alcoolisme et accidents épileptiformes. — Fugues et amnésies. — Dégénérescence mentale.

R... (Auguste), 46 ans, représentant de commerce, a eu la syphilis il y a quinze ans. Sobre d'habitude, R... ne boit à table que de la bière et n'en fait pas abus ; quelque boisson qu'on lui pourrait offrir actuellement, il affirme qu'il ne l'accepterait pas, toutefois il a remarqué que lorsqu'il était triste, qu'il eût motif ou non de l'être, il se sentait poussé vers l'alcool, et « alors, dit-il, il ne peut s'empêcher d'en boire ». Parfois il est plus de trois mois sans toucher à une liqueur alcoolique, puis prend un petit verre d'eau-de-vie et dès qu'il a « goûté de cette maudite boisson il ne peut plus se retenir. » Il eut une instabilité très grande dans toutes les professions auxquels il se livra : fabricant de porcelaine, employé de chemin de fer, maître d'études, placier, etc., et bien souvent changea de chef. Il a quelques autres syndromes de dégénérescence mentale, tels que de l'agoraphobie, une émotivité extrême pour les animaux, de l'angoisse à la vue des instruments tranchants, enfin des obsessions comme la plupart des dégénérés et, comme eux, il est scrupuleux à l'excès. Parti de Bruxelles accompagné de sa maîtresse il vint à Paris avec l'intention d'y vendre des chromo-lithographies qu'il avait apportées ; à son arrivée à la gare du Nord, il alla mettre en consigne les caisses qui renfermaient ces marchandises; puis, suivi de sa compagne, entra chez un marchand de vins. Là ils se grisèrent, se disputèrent, partirent chacun de leur côté, et, depuis cet instant, R..... a perdu le souvenir de tout ce qui s'est passé jusqu'à son entrée, et suppose qu'il a dû ainsi errer pendant trois jours dans Paris avant d'être conduit au dépôt. Ce n'est que le 12 juin seulement, c'est-à-dire quatre jours après son arrestation, que le malade s'est rappelé son voyage de Bruxelles à Paris, jusque-là il l'ignorait absolument et ne savait comment il se trouvait à Paris.

Nous observons donc ici chez un dégénéré deux sortes d'amnésies : la première qui s'étend depuis son départ de Bruxelles jusqu'à ses excès chez le marchand de vin à Paris, a disparu après quelques jours; la seconde persiste encore, il ne sait ce qui s'est passé depuis ses excès jusqu'à son arrivée au dépôt de la préfecture. De plus nous avons remarqué une plaie due à une morsure sur le bord antérieur de la langue qui nous donne le droit de soupçonner chez ce malade un accident épileptiforme survenu au cours de son ébriété, accident en vertu duquel persistera une lacune dans le souvenir de sa vie passée; car, si l'alcoolique oublie et peut se souvenir ensuite, le propre de l'amnésie due à l'épilepsie et à l'absinthisme est d'être absolue et durable. Bien souvent chez des malades prédisposés à l'épileps[illegible] les excès alcooliques ne font que donner un coup de fouet à la névrose qui, d'abord latente, se manifeste tout aussitôt. Nous devons ajouter que le malade R..... a le caractère difficile des épileptiques;

qu'il s'est fait le dénonciateur des actes coupables de son entourage et comme tel se l'est aliéné.

Observation XX.

Excès d'alcool et d'absinthe. — Impulsions aux fugues et au suicide. — Amnésies passagères et durables.

F...... (Charles), âgé de 41 ans, est entré à l'admission le 16 juin 1887. Il était auparavant garçon marchand de vins. Nous n'avons pas eu de renseignements sur son hérédité, nous savons seulement que son père était un buveur infatigable.

Il a fait déjà de nombreux séjours dans les asiles et voici leurs dates et le certificat qui les a accompagnés :

16 juillet 1879. Alcoolisme aigu.

6 novembre 1881. Alcoolisme : voit des Brésiliens se livrant à des actes obscènes sur sa personne.

24 avril 1883. Alcoolisme : peur d'être assassiné par des égoutiers.

13 juillet 1886. Alcoolisme : course affolée à travers la campagne ; Paris brûle.

16 juin 1887. Alcoolisme, terreur, affolement ; s'est jeté à l'eau, se croyant poursuivi, pour n'être pas brûlé.

A son entrée. — Pupille gauche plus large que la droite. Dépression mélancolique. Asymétrie faciale (due, dit-il, à un coup de pied de cheval reçu vers l'âge de 15 ans). Strabisme. Tremblement. Se rappelle seulement avoir fait trois fois en courant le tour du bois de Boulogne.

Le malade F....., interné déjà plusieurs fois à la suite d'excès alcooliques, buvait un peu de tout, surtout de l'eau-de-vie et de l'absinthe. Les excès ayant augmenté depuis un mois environ, F..... eut des tremblements, des bourdonnements d'oreilles, vit des étincelles qui pétillaient devant ses yeux. Il perçut de l'oreille droite des chants et le bruit des cloches. Puis se montrèrent les hallucinations terrifiantes : comme il avait, dit-il, refusé d'épouser une femme de chambre, qu'il avait mise enceinte quinze ans auparavant et à laquelle il avait promis le mariage, il crut entendre des Anglais qui lui disaient que, pour l'en punir, on allait le brûler. Épouvanté par ces hallucinations, il se rendit chez le président de la République, M. Grévy, à 4 heures du matin, afin d'obtenir sa grâce. Mais le factionnaire lui défendit l'entrée de la porte du Président. Alors, pour éviter ses ennemis, il s'enfuit, toujours poursuivi et courant. Enfin, s'imaginant que ses ennemis approchaient, pour les éviter, il ôta son habit, dans lequel se trouvaient des papiers qu'il ne voulait pas mouiller, et se précipita tête première dans un lac, d'où il ne sait comment il fut retiré.

Telle est son histoire. Voici maintenant l'ordre dans lequel il s'est rappelé les événements précédents :

A son arrivée à Sainte-Anne, il ne se rappelle rien et ne sait pourquoi on l'y a conduit.

Le lendemain, 17 juin, il se rappelle les menaces de ses ennemis qui le voulaient brûler, sa course à travers le bois de Boulogne, les tremblements, les étincelles, les bourdonnements d'oreilles, etc... Affirme, de plus, qu'une comédienne lui a fait perdre 20.000 francs.

Le 22 juin. Il se rend nettement compte qu'on ne le poursuit plus, et que les faits précédents sont dus à des hallucinations. Mais il se plaint d'être fatigué et raconte que, chez le marchand de vin où il était employé, il avait bu de l'absinthe et en moyenne un litre d'eau-de-vie par jour.

Le 25. Il entend encore les cloches par intervalles ; son obnubilation intellectuelle n'a pas encore complètement disparu.

Le 26 juin seulent il se rappelle avoir ôté son habit et s'être jeté à l'eau. Le souvenir de sa course chez M. Grévy, place Beauveau, afin d'obtenir sa grâce, lui revient ; il voit encore le factionnaire lui barrant l'entrée de l'Élysée. L'abandon de la femme de chambre, la voix des Anglais, tout est présent à son esprit. Il est très triste et pleure sur sa maladie dont il redoute la gravité. Sa pupille gauche est toujours plus large que la droite. Et ce n'est plus 20.000 francs mais 60.000 francs que Mme M....., actrice, lui aurait fait perdre. Il exagère ses excès de boisson, prétendant qu'il buvait à jeun un demi-litre de rhum tous les matins, cinq ou six litres de vin dans la journée, sans compter trois ou quatre absinthes et le reste ; et il ajoute : « Sur 20.000 hommes, certainement il n'y en a pas un qui pourrait supporter cela. » Il se fatigue très rapidement, ne peut plus faire le tour du petit jardin où il est enfermé, ni gravir un étage sans être pris de tremblement et de faiblesse « mais, dit-il, je ne vois plus de mouches et n'entends plus de cloches, ma cervelle doit être remise en place ».

Enfin il nous avoue que, bien que ses rapports sexuels avec sa maîtresse soient devenus de plus en plus rares, il voyait, depuis quelque temps, chaque nuit, des femmes nues, qu'elles le prenaient dans leurs bras, qu'il entrait en érection et éjaculait. Aujourd'hui, il ne les voit plus et ne songe plus au rapprochement sexuel.

Cette observation est celle d'un alcoolique chronique, que ses nombreux internements antérieurs n'ont pas fait renoncer à des habitudes d'intempérance et qui paraît verser dans la paralysie générale.

Les hallucinations du début sont typiques du délire alcoolique, impulsions aux fugues et au suicide sous l'empire d'hallucinations ; il se rappelle nettement sa tentative de suicide, sa visite à la place Beauveau, etc. mais une lacune persiste qui ne se comblera pas ; elle provient de l'absinthisme (1), et il ne sait encore comment il est sorti de l'eau. Il reste les idées hypochon-

(1) Magnan. Leçons sur l'alcoolisme et l'absinthisme déjà citées.

driaques, l'affaiblissement considérable des forces, des appétits sexuels éteints ou extrêmement affaiblis, de l'inégalité pupillaire, des idées ambitieuses, béates, et une grande exagération de tout ce qu'il a fait, de la quantité des liquides qu'il a absorbés; en un mot, une ébauche de paralysie générale.

Observation XXI.

Épilepsie avec aura prémonitrice. — Automutilation. — Tentative de suicide. — Impulsions homicides. — Affaiblissement intellectuel consécutif aux crises.

L... (Henri), entré à l'admission le 28 janvier 1887, est né pendant le siège de Paris. — Durant son enfance il eut des convulsions. A l'école il apprit assez bien jusqu'à l'âge de 7 ans, époque où eut lieu sa première attaque; celle-ci éclata à la suite d'une peur. Au début, les attaques furent précédées d'une sensation bizarre, il lui semblait sentir un « ver poilu » qui lui remontait à la gorge et l'étouffait. Elles appartiennent à la grande épilepsie et le surprenaient à n'importe quelle heure : il se mettait alors à sauter, déraisonnait, criait, tombait, se débattait, les yeux se convulsaient, il se mordait parfois la langue, pissait dans son pantalon; le réveil apparent venu, restait assoupi, puis, comme sa profession de charcutier lui laissait en main des instruments tranchants il se tailladait à plaisir. Il porte à l'avant-bras de longues cicatrices, traces d'anciennes estafilades qu'il aurait pu également faire aux personnes de son entourage.

Une autre fois, après une attaque, il essaya de se pendre, mais on survint assez à temps pour trancher la corde. Il avait après ses crises un caractère difficile et méchant, frappait sa mère et se plaignait de tout. Après l'une d'elles il jeta un bâton à la tête de l'un de ses camarades, puis se mit à courir après lui, le poursuivant un couteau à la main. Les attaques le prennent d'une façon extrêmement fréquente, elles reviennent toutes les 2 ou 3 nuits, sur le matin, et il a parfois jusqu'à 4 ou 5 accès subintrants. La plupart le surprennent au lit. Sous l'influence du traitement bromuré, l'intensité des impulsions a diminué. Mais son intelligence va sans cesse s'affaiblissant, ce à quoi peuvent contribuer aussi ses habitudes invétérées d'onanisme.

Les impulsions se montrent très nettement irrésistibles et inconscientes après ses attaques ; lorsqu'il se taillade l'avant-bras gauche, quand il fait une tentative de pendaison, qu'il nie encore à cette heure parce qu'il n'en a conservé aucun souvenir, alors que, pour la mettre à exécution, il avait déplacé une table, était monté sur elle, puis s'était passé le nœud coulant autour du cou et lancé dans le vide. Il ne se rappelle pas davantage la poursuite qu'il fit à l'un de ses camarades un couteau à la main. Suivant le centre surexcité, l'impulsion aurait pu se manifester d'une toute autre façon. Ainsi, chez un malade semblable, R....., âgé de 16 ans 1/2, l'attaque est suivie d'impulsions à ramasser tout ce qu'il trouve (ce qui aurait pu le conduire à Mazas comme voleur) ; il est poussé à frapper du poing sur la table, à danser, etc.

Notons enfin l'affaiblissement intellectuel qui survient chez ces malades dès que les crises s'établissent régulières et fréquentes, affaiblissement qui se trouve porté à son maximum après chacune d'elles.

Observation XXII.

Epilepsie. — Impulsions à frapper et à fuir. — Phases successives d'excitation et de dépression pendant lesquelles se présentent des impulsions.

M.... (Léon), âgé de 16 ans, est entré à l'admission le 26 février 1887. Il est le troisième de quatre enfants, les deux premiers n'ont jamais eu d'attaques, le quatrième est mort de convulsions.

Il commence à marcher à 11 mois, apprend facilement à lire et écrire. On dut l'éloigner de l'école quand à 9 ans 1/2 les attaques épileptiques se montrèrent. Les crises reviennent toujours la nuit; d'abord il n'en avait qu'une chaque nuit, et elles se montraient tous les mois; puis ce fut toutes les trois semaines, tous les huit jours, enfin elles ne furent plus isolées, et les nuits où elles le surprirent il en eut jusqu'à trois, mais inconscientes. Il n'a aucune aura; rien lorsqu'il se couche ne peut, malgré toute l'attention qu'il y prête, lui indiquer la possibilité d'une crise pendant la nuit. Il s'endort : si les crises doivent être multiples, elles débutent une heure environ après son sommeil; s'il ne doit avoir qu'un accès il ne se montre qu'après minuit, mais toujours avant son réveil. Ses attaques sont les attaques classiques d'épilepsie, durant son sommeil il urine au lit, a des convulsions toniques et cloniques, mâchonne, se mord la langue, puis survient un sommeil lourd, et quelquefois, peu après, une deuxième, puis une troisième crise. Le matin du jour qui suit ces crises, il a une céphalalgie atroce, des vomissements, etc., aussi aime-t-il mieux avoir plusieurs crises consécutives « car alors, dit-il, les accès s'éloignent, et je suis mieux portant dans l'intervalle. » Le délire et les impulsions se montrent toujours chez lui dans la matinée qui suit les attaques.

La première fois il s'élança sur sa mère et la frappa au-dessus de l'œil gauche. où la trace d'une contusion existe encore; il prétendait qu'elle était complice du médecin et l'avait empoisonné. La seconde fois, comme on l'avait enfermé à cause de son agitation, il sauta de la hauteur de la fenêtre du premier étage dans la rue, et se sauva en criant « au secours, à l'assassin », jusque chez un ami qui demeure à dix minutes de chez lui. Là on fut effrayé par ses idées délirantes, et on le fit conduire au dépôt.

Depuis qu'il est ici, et qu'il est soumis au traitement bromuré, les attaques se distancent, elles ne reviennent plus que toutes les six semaines. Il a de plus présenté des idées délirantes et des impulsions formidables dans leur intervalle.

Le 26 mars il était triste, bien qu'il eût des hallucinations où il entendait des voix, gaies en apparence qui lui chantaient « Paul et Virginie. Allons à Orléans » (*sic*), mais il se croyait empoisonné par des sardines, enfin offrait un état de dépression mélancolique.

Le 29 mars nous le retrouvons gai et souriant, heureux de ne plus sentir aucun malaise.

Le 30, tandis que deux malades sont occupés à lire un journal, il les taquine, et comme ils ne paraissent pas s'y prêter, saisit un pot à tisane en faïence, et le leur lance à la tête avec une telle force que celui-ci a laissé dans le mur une empreinte de 8 millimètres de profondeur. On l'isole pour lui laisser le temps de se calmer.

A différentes reprises, il est de nouveau sujet à des impulsions, passe par des phases d'excitation puis de dépression mélancolique; croit qu'il va mourir, qu'il est empoisonné, etc.

Ce qui est remarquable chez ces malades, c'est la puissance, la rapidité et la violence de leurs impulsions ; les coups à sa mère, le saut par la fenêtre, le pot à tisane, tout survient avec une énergie dont on ne les croirait pas capables et une soudaineté qui déjoue toute possibilité de défense.

On prétend que l'épileptique perd tout souvenir de sa crise, c'est vrai ; mais n'est-il point possible que les impulsions qui se montrent, surtout durant les longs intervalles entre les crises, soient des décharges nerveuses destinées à les remplacer, et pourquoi alors ne pourraient-elles laisser une trace dans leur esprit? Il se souvient très bien d'avoir lancé un pot à tisane. De ce qu'un acte violent, instantané, a été commis, et que le malade en conserve parfois le souvenir, pourquoi éloigner absolument l'épilepsie, ou s'efforcer de voir en cet acte la conséquence d'une attaque ? Du reste, en dehors même de leurs crises ces malades restent sujets à des accès de violence, sont d'un caractère difficile, et il semble que chez eux les centres nerveux devenus très excitables, soient accoutumés à des décharges soudaines.

Observation XXIII.

Hystéro-épilepsie avec spasmes testiculaires, impulsions aux fugues, au suicide et à l'homicide. Ordonnance de non-lieu.

G...(Henri-Louis), âgé de 13 ans, est entré à l'admission le 15 février 1887. Hérédité : son grand-père maternel, âgé de 70 ans, a fait des fugues à plusieurs reprises, sa grand'mère s'est suicidée par le charbon. Une grand'tante paternelle est placée comme aliénée dans un hospice. Le père est un buveur d'alcool qui a déjà éprouvé des troubles cérébraux. La mère, nerveuse, peu intelligente, avait déjà songé à la mort par le charbon et n'avait été retenue que par la pensée de ses enfants. Venu à terme, il n'a pas eu de convulsions.

Durant son enfance, son caractère fantasque lui fit peu d'amis. Comme depuis quelque temps il était plus bizarre que de coutume, on l'avait conduit à la consultation d'un médecin qui lui avait prescrit des douches, et c'est vers 10 heures du matin en revenant de suivre ce traitement hydrothérapique que se montra la première attaque convulsive ; elle le surprit hors de chez lui, on sait qu'il fit une chute à terre et se débattit. La deuxième crise se montra durant son séjour à la petite Roquette, où il était détenu en prévention pour de nombreux vols qu'il avait commis peu de jours auparavant. Il fit à cette prison plusieurs tentatives de suicide, se frappant au-dessous du cœur avec un couteau, et l'on dut écrire à ses parents d'avoir à le reprendre. Outre ses attaques le malade est déséquilibré, il ne fixe son attention sur rien, ne tient compte d'aucune des observations qui lui sont faites; monte sur les fenêtres, n'apporte aucune application à l'étude, sait à peine lire, n'a nulle crainte du danger non plus que des réprimandes. Vers la fin de 1884 il eut un premier accès délirant, se figurant nuit et jour voir le soleil et ne se couchant pas pour le mieux contempler. Il y a un mois, étant chez ses parents, il eut vraisemblablement une attaque nocturne; il se releva la nuit, prit son pantalon, essaya plus d'une heure de le passer, le tournant et retournant et resta ainsi levé durant deux heures, causant avec sa mère, puis se recoucha. Le jour suivant, il fut pris d'impulsion à fuir de chez ses parents et voulut se précipiter à la Seine.

Le 15 mars, sur les 8 heures et demie du matin, le malade G. debout dans la salle, s'arrête tout à coup, ferme les yeux, pâlit, chancelle. On se précipite vers lui, on le soutient, et alors le corps raide, légèrement concave dans la région dorsale, il se laisse aller en arrière, soutenu seulement par la nuque. Puis durant un instant il ne repose sur le sol que par la nuque et les talons; les bras sont en croix. A cette attitude, pendant deux minutes, succèdent des mouvements d'élévation et d'abaissement du bassin, un tremblement général du corps et des membres, il ronchonne un peu, écume légèrement, ses yeux sont grands ouverts, mais il ne voit pas; demande vivement à plusieurs reprises « un couteau », paraît immobile et comme en catalepsie, porte ensuite la main du côté de ses testicules et s'endort.

L'on déboutonne son pantalon et l'on constate que des deux testicules un seul est dans le scrotum, l'autre est retenu dans l'anneau inguinal. Alors si, exerçant un légère pression sur la tête du testicule, on le fait doucement redescendre dans le scrotum, la crise cesse presqu'aussitôt, le malade se frotte les yeux à la façon d'un homme qui s'éveille, et si on abandonne le testicule à lui-même il se produit plusieurs spasmes qui le font monter et redescendre; il en survient enfin un plus violent que les autres qui engage et fixe le testicule sous l'anneau et la crise recommence. Le spasme précède nettement la crise nouvelle et ce n'est que lorsque le testicule est immobile dans l'anneau que survient la perte de connaissance.

La compression du testicule amène parfois l'arrêt de la crise, mais pas d'une façon constante; de sorte qu'il serait difficile d'attribuer avec quelque certitude la crise à une compression analogue dans l'anneau. Parfois nous avons constaté durant plusieurs minutes des mouvements d'élévation et d'abaissement des deux testicules en même temps, puis le malade eut des accès de suffocation ; le ventre était fortement déprimé, il eut la sensation d'un corps étranger qui l'aurait étranglé ; les accès étaient subintrants, les poings fermés, les dents grinçaient, un peu d'écume blanche était à la bouche et la crise se termina par des accès de toux analogues à ceux des hystériques. Lors de la dernière crise à laquelle nous assistâmes, le malade fit également une chute, eut des mouvements des membres supérieurs et inférieurs demanda encore un « couteau » à plusieurs reprises, se leva, marmotta quelques mots inintelligibles, puis se mit à pleurer abondamment ; quelques minutes après il eut une seconde attaque semblable, avec météorisme abdominal considérable, spasmes testiculaires répétés ; il se déshabilla avec précaution comme s'il avait une demi-conscience de ses actes, retourna son pantalon, ôta ses bas et absolument nu alla se coucher dans un lit voisin situé à proximité et dans un dortoir autre que le sien. Quelques minutes après il se réveilla de fort mauvaise humeur, invectivant les infirmiers qui, disait-il, l'avaient déshabillé, les menaçant de se plaindre à M. le docteur Magnan qui se trouvait devant lui, puis se leva seul, et toujours nu partit droit devant lui ; on le ramena près du lit où il retrouva ses habits, s'en revêtit seul, mais resta encore quelque temps obnubilé. Durant ces deux attaques il avait eu la toux convulsive des hystériques. La dernière fois, étant étendu à terre, il s'était relevé sur son séant sans le secours de ses bras, avait demandé à boire, mais un spasme pharyngé s'était opposé à la déglutition du liquide. Enfin peu à peu l'obnubilation s'est dissipée et il est revenu à l'état normal, ne conservant nul souvenir de ce qui s'était passé.

Nous pourrions ajouter à cette observation celle d'un autre malade M..., âgé de 10 ans, qui offre exactement les mêmes symptômes accompagnant la crise, les mêmes spasmes testiculaires ; enfin qui, comme le malade G..., réclame des couteaux au plein de son accès.

Les hystériques, on le voit, peuvent également perdre le souvenir de ce qu'ils font pendant ou après leur attaque, ils peuvent se livrer à des accusations mensongères qu'ils soutiendront avec la plus grande bonne foi; et si ce malade eût eu dans la main le couteau qu'il réclame presque à chacune de ses crises, on se demande quel usage il en aurait pu faire, si l'on considère qu'il s'en va droit devant lui, prend en aversion à son réveil des infirmiers qui lui ont donné leurs soins, enfin qu'il ne conserve nulle conscience de ses actes après leur accomplissement, et nul pouvoir de les diriger durant la crise.

OBSERVATION XXIV.

Hystérie. — Impulsions à briser et à frapper. — Impulsions à fuir sous l'empire d'hallucinations.

Le malade V... (Émile), âgé de 14 ans, entré à l'admission le 26 février 1887, n'a jamais eu d'autre affection que celle pour laquelle il est entré à l'asile. Il ne s'est trouvé mal que deux fois : d'abord le 7 février, il eut une perte de connaissance après laquelle il s'est débattu quelque temps, cette crise se termina par des pleurs abondants et il en conserva le souvenir. Deux autres crises analogues ; mais, sans perte de connaissance, survinrent, l'une le 24 et l'autre le 25 février, et furent suivies de violents accès d'agitation. Conduit chez un médecin après l'une d'elles, il y brise tout ce qui lui tombe sous la main. Une autre fois, pris subitement sur le boulevard de l'idée de bousculer tout le monde, il la met immédiatement à exécution, retire sa ceinture et se met à frapper les passants, puis rencontrant un garçon charcutier qui porte sur la tête un panier, d'un coup violent il le jette à terre. Très émotif d'habitude, la moindre observation amène chez lui une réaction exagérée. Depuis quelque temps il ne dormait plus la nuit et se frappait la tête avec les poings. Il eut des hallucinations, vit des lueurs qui le poussèrent à se sauver dans la rue. Nous n'avons pu obtenir aucun renseignement sur son hérédité, mais pas un membre de sa famille n'a de crises semblables. Si on lui pique la face dorsale des mains et qu'on la lui pince ensuite, il ne peut distinguer la piqûre du pincement. Son acuité auditive est imparfaite depuis sa naissance. Vers les 8 heures et demie du matin, le 17 mars 1887, nouvelle attaque semblable aux précédentes, tourne trois ou quatre fois sur lui-même, pleure, chante, verse de nouveau d'abondantes larmes, puis se relève sans perte aucune de connaissance et se souvenant fort bien de se qui s'est passé.

Par leur caractère violent, par leur soudaineté, les impulsions chez les hystériques se rapprochent de celles des épileptiques ; mais il est un caractère différentiel, c'est qu'ils peuvent conserver la notion de leur crise, tandis qu'après l'attaque l'épileptique l'ignore absolument.

Observation XXV.

Excitation maniaque sous l'influence de prédispositions héréditaires et d'excès de travail. — Impulsions à briser et à tuer. Hallucination de l'ouïe.

S..... (Paul), âgé de 26 ans, entré à l'admission le 28 mai 1887.

Hérédité. — La grand'mère paternelle est morte d'une congestion cérébrale, elle s'adonnait à la morphine.

Deux de ses tantes moururent l'une après sept ans de démence, l'autre après des crises hystériques et des accès de délire ambitieux, se disant collaboratrice des ministres, etc.

Le père, grand artiste, a une implantation vicieuse des dents.

La grand'mère maternelle est morte subitement à 50 ans.

La mère, artiste, nerveuse, eut un accès de manie puerpérale et a été internée durant 2 mois.

Son frère cadet, poète, exalté, mal équilibré, songea au suicide lorsqu'il vit son frère malade. Enfin un second frère est délicat et très n erveux.

Ce malade eut, tout enfant, une entérite très intense, depuis il est resté chétif. Tout jeune on le considéra comme un enfant prodige, apprenant tout ce qui lui était enseigné avec une extrême facilité. A 8 ans il eut une rougeole pendant laquelle se déclara un accès de délire très violent, il eut des hallucinations, vit des bêtes courir sur son lit, il voyait et il entendait son professeur de violon, transformé en singe, jouer du violon monté sur la cheminée de sa chambre. A mesure qu'il avançait en âge, il augmentait ses excès de travail ; les travaux intellectuels habituels à sa profession d'ingénieur ne lui suffirent plus, il se lança dans la lecture d'ouvrages de philosophie pure, fut placé à la tête d'importantes publications scientifiques, enfin entra en qualité d'ingénieur dans la plus importante maison de mécanique de précision et d'électricité de Paris. Là, en dehors même de ses heures de travail, il accueillait les inventeurs malheureux, les aidait, et, au besoin, payait de sa personne pour leur donner la facilité de se produire, en même temps qu'il guidait dans la littérature les premiers pas d'un de ses frères puînés.

De tels excès de travail ne pouvaient manquer d'amener la déséquilibration d'un homme déjà si lourdement touché au point de vue des prédispositions héréditaires. Aussi s'aperçoit-on, dès le commencement de janvier 1887, des troubles de son esprit.

Il commença d'abord par suspendre ses publications scientifiques, puis devint d'un caractère extrêmement irritable. Les moindres contrariétés amenaient chez lui des réactions violentes. Il s'exaltait, et un rien le jetait dans les exagérations les plus grandes. Déjà le 8 mai 1887, on s'était aperçu dans son entourage qu'il n'était plus en possession de lui-même, et on dût le reconduire à 10 h. 1/2 du matin, du bureau où il travaillait, dans sa famille. Le lendemain, à propos d'une discussion de peu d'importance, il s'emporte et démissionne de sa fonction d'ingénieur. On s'efforce en vain de le calmer; rentré chez lui, il se démène, casse et brise tout; il a des hallucinations, entend Dieu qui lui ordonne de lui sacrifier les siens, et pour lui obéir cherche à tuer son frère et à étrangler sa cousine. Un de ses parents et ami intime, apprenant sa maladie, accourt pour lui rendre visite. Tout d'abord sa vue le calme et lui rend la joie, mais bientôt son caractère change, il redevient méchant, le prévient que s'il ne part pas qu'il va le frapper, et avant qu'il ait eu le temps de s'éloigner, celui-ci reçoit un formidable coup de pied qui l'oblige à prendre le lit pendant plusieurs jours.

On voit ici avec quelle facilité chez des malades

prédisposés par l'hérédité, se montrent les troubles cérébraux. Tout ce qui traverse la régularité de leur existence est chez eux un motif à délire ou à impulsions. S..... voit se réveiller, sous l'empire de l'excitation occasionnée par des travaux exagérés, des idées mystiques latentes puisées dans ses lectures antérieures. « Il entend la voix de Dieu qui lui ordonne de lui sacrifier les siens, » et tout aussitôt il obéit et frappe avec l'intention bien arrêtée de tuer. Comme les dégénérés il est conscient et se souvient parfaitement du phénomène hallucinatoire origine de son impulsion; mais telle est la puissance de cette hallucination, qu'il la subit et frappe tout aussitôt, rappelant l'épileptique inconscient par la soudaineté et la violence de l'acte ; sous l'influence d'hallucinations du même ordre, mais d'une autre nature, il aurait pu tout aussi bien mettre le feu, voler, etc.

Observation XXVI.

Délire mélancolique. — Hallucinations. — Onanisme solitaire sur la voie publique. — Idées de persécution.

T... (Auguste), 40 ans, garçon de restaurant, est entré dans le service de l'admission le 9 février 1887.

Le père buvait de l'eau-de-vie avec excès. Un de ses frères est faible d'esprit. Un autre, dans un accès de fièvre cérébrale, à 32 ans, s'est tué en se précipitant du cinquième étage.

Venu à terme T... n'eut aucune maladie, il apprit assez facilement, se maria et s'établit marchand de vin. Il fut toujours très sobre et ses affaires peu brillantes le forcèrent à abandonner ce genre de commerce; c'est alors qu'il devint garçon de restaurant. Depuis longtemps, au moins une dizaine d'années, il présentait des hallucinations de l'ouïe: il entendait sa femme se défendre de le tromper, les chefs de cuisine lui dire qu'il était « une vache, une saloperie, etc. » De plus, comme après ses repas ou même lorsqu'il allait à la selle il entrait en érection et éjaculait sans attouchement aucun, et que parfois ces érections s'accompagnaient de vomissements, il crut que l'on mettait du poison dans ses aliments. Ces hallucinations et ces illusions le rendaient très malheureux, elles étaient pour lui la source de querelles et de changements fréquents de patrons. — Il est venu au dépôt de la préfecture de police pour s'être fait arrêter se masturbant dans un urinoir situé sur les grands boulevards. Ses allées et venues à ce monument avaient attiré l'attention des agents.

En 1877 le même acte, accompli également dans un urinoir des Champs-Élysées lui valut de la prison et il fut, dit-il, arrêté par les mêmes agents que la première fois.

L'odeur de l'urine n'amène pas chez lui l'érection, il ne se masturbe pas chaque fois qu'il entre dans un urinoir et l'idée de le faire préexiste à son entrée dans l'urinoir; mais il croit que ce que l'on mêle à ses aliments l'excite ; de là à prétendre qu'on l'empoisonnait, il n'y avait qu'un pas qui devait être vite franchi, surtout si l'on considère que ces malades sont, en général, faibles d'esprit. Aussi, dans ces derniers temps, allait-il prendre ses repas fort loin du lieu où il travaillait, supposant qu'en pays inconnu il aurait quelque chance d'échapper au poison.

Comme tous ceux qui se croient empoisonnés, ce malade est un débile. Les hallucinations de l'ouïe se manifestent chez lui en même temps que des troubles de la sensibilité générale que sa faiblesse intellectuelle lui fait faussement interpréter. Alors se voyant entouré d'ennemis, il s'abandonne à la mélancolie et ne peut se soustraire aux idées de persécution. Dans cet état mental, il est susceptible de subir toutes les impulsions que l'on rencontre chez les malades persécutés ; aussi le voyons-nous, après s'être livré à l'onanisme, accuser de l'avoir espionné les agents qui l'arrêtèrent. « Ce sont dit-il, les mêmes qu'en 1877. » Si un internement opportun n'était venu le mettre maintenant à l'abri de ses persécuteurs imaginaires, il est probable que nous l'aurions vu se porter contre ceux qu'il soupçonnait d'être ses ennemis, à des représailles terribles, ou que peut-être il eût cherché la fin de ses tourments dans le suicide.

Observation XXVII.

Délire mélancolique. — Idées et tentative de suicide. — Port d'arme prohibée. — Violences envers son entourage.

G... (Gaston-Ludovic), âgé de 35 ans, entré à l'admission le 28 avril 1887, est un malade qui fut atteint, en 1883, d'une fièvre typhoïde grave, laquelle lui laissa un affaiblissement intellectuel considérable. Il se figure qu'il est devenu incapable de gagner sa vie, qu'il n'est plus bon à rien, que dans cet état de choses la mort est pour lui ce qui peut lui arriver de meilleur.

Aussi songe-t-il continuellement au suicide. A ce sentiment de nullité individuelle viennent s'ajouter des illusions et des hallucinations ; il se figure que sa femme a des amants, que ceux-ci l'épient et songent à lui faire un mauvais parti; que tous les jours ils l'attendent à la sortie de l'atelier. Sous cette double série d'idées, il se munit d'un revolver qu'il ne quitte plus, résolu à tuer les amants de sa femme s'ils l'attaquaient, puis à se suicider. Ces préoccupations qui hantent constamment son esprit, lui font voir des ennemis partout autour de lui, il invective tous les gens qui l'entourent, se porte sur eux à des scènes regrettables. A la suite de coups qu'il avait donnés à un de ses persécuteurs imaginaires, il fut arrêté, fouillé, trouvé porteur d'un revolver, conduit à Mazas. Là, de plus en plus exaspéré, il essaya de se pendre; on pût arriver à temps pour l'en empêcher. Reconnu malade et transféré dans un asile il s'évada, fut repris, et c'est alors qu'il nous fut donné de l'examiner.

On voit combien, malgré l'inocuité apparente de leurs idées délirantes, sont dangereux ces malades. Le mélancolique, qui est le pire de tous ses ennemis réels ou imaginaires, ne songe sans cesse qu'à quitter par le suicide une existence qui lui est à charge, mais il n'attache pas une importance plus grande à la vie des autres qu'à la sienne propre, et n'est que trop souvent prêt à tourner contre eux l'arme dont il n'a fait l'achat qu'avec l'idée de s'en servir contre lui-même.

De plus, dans cet esprit sans cesse tenu en éveil par les idées de persécution, naissent souvent des hallucinations ; alors il voit toutes sortes d'êtres imaginaires, désagréables ; c'est ainsi qu'en plein jour un autre malade, W..., croit voir des malfaiteurs place du Panthéon, et les poursuit à coups de revolver, au risque de tuer ou de blesser les passants.

Très souvent la dépression mélancolique est accompagnée d'excès de boisson. « Il y a, comme on dit, des gens qui ont le vin triste. » Sous l'empire d'hallucinations terrifiantes, de visions de voleurs ou d'assassins, les alcooliques se portent également au suicide, mais chez eux l'idée de suicide n'est qu'un accident fugace comme l'hallucination qui lui a donné naissance. S'ils font une tentative qui avorte, ils ne la recommencent pas, tandis que l'idée de suicide est ancrée dans le cerveau des mélancoliques, qu'elle ne quitte jamais ; aussi celui-ci déploie-t-il une rare énergie et beaucoup de persévérance dans ses tentatives réitérées de suicide.

Observation XXVIII.

Délire chronique. — Idées de persécution. — Menaces.

B..... (Jean), entré à l'admission le 21 avril 1887. Pas de renseignement sur ses antécédents ou son hérédité.

Depuis le mois de juin 1886, le malade B..... étonnait ses collègues, comme lui employés à l'octroi de Paris, par la précaution qu'il prenait d'enfermer chaque jour ses aliments dans trois boîtes en métal, munies chacune d'une serrure. Des troubles de la sensibilité générale, coliques, mauvais goût qu'il trouvait aux aliments, avaient été l'origine de ces précautions et la source de ses idées délirantes. Il prétend que, dans deux restaurants où il était allé manger, on avait tenté de l'empoisonner en mêlant à sa nourriture des substances nuisibles qu'il ne connaissait pas. Telle est chez lui la puissance de cette crainte du poison que, dans les derniers jours de sa liberté, il allait hors Paris prendre ses repas, pensant qu'en un lieu où il serait inconnu, il courait moins de danger, et il avoue même qu'ici il ne mangerait avec le médecin qui le soigne qu'après lui avoir vu goûter les aliments; aussi attend-il pour commencer à manger que les autres malades aient à peu près terminé leur repas.

Pour ses tournées il est habituellement muni d'un révolver, et cet arme, nécessaire à sa sécurité, devenait redoutable entre ses mains; car si l'internement n'était pas survenu, croyant deviner quel était son persécuteur (2e période, systématisation), nul doute que, comme tous ces malades, il ne s'en fût servi contre celui-ci. S'il est une classe de malades qui marche lentement, mais sûrement à l'affaiblissement intellectuel, ce sont certainement les délirants chroniques dont les facultés sont épuisées par des veilles perpétuelles, occupés qu'ils sont à se défendre contre des ennemis imaginaires. Ils se distinguent à la seconde période, des mélancoliques, en ce que ceux-ci subissent leur mal, tandis que le délirant chronique marche à la rencontre de son persécuteur. Aussi l'un est un malade agressif, tandis que l'autre est passif. C'est ainsi qu'il nous menaça lors de son transfert, nous souhaitant que nous n'eussions pas à nous repentir de l'avoir connu.

Tel est leur état de surexcitation mentale que tout ce qui se fait autour d'eux est interprété à leur désavantage; ils croient avoir partout des ennemis; s'ils ne sont alors enfermés, celui qu'ils désignent comme leur persécuteur est un homme mort. Puis l'affaiblissement intellectuel s'accentuant comme chez le débile, le paralytique, tous les faibles en un mot, ils versent dans les idées niaises de grandeur. « Pourquoi me voudrait-on du mal, si je n'étais un être supérieur? » Et là-dessus ils se bâtissent une supériorité qu'ils défendent avec la plus grande conviction. La terminaison habituelle de l'affection est celle commune à tous les affaiblis, parvenus au degré le plus grand de débilitation, c'est la démence; non seulement ils ne raisonnent plus juste, mais ils ne peuvent plus associer leurs idées.

Observation XXIX.

Affaiblissement sénile. — Hallucination de l'ouïe. — Homicide par imprudence. — Tentatives réitérées de suicide.

C..... (Jean-Baptiste), 70 ans, entré à l'admission le 14 janvier 1887, eut un frère qui était tambour-major et devint aliéné étant au feu, pendant la guerre d'Italie. L'intelligence de C..... a diminué beaucoup et d'une manière progressive ; surtout depuis deux mois. Il se désole de ne plus pouvoir rien gagner pour les siens ; il a eu des hallucinations, il a vu et entendu des voleurs et des assassins qui venaient faire du mal à ses enfants et, afin de les protéger, il a jeté sur eux des édredons sous lesquels il les eût étouffés si l'on n'était intervenu. Il croit qu'on veut l'assassiner lui même et court à chaque instant exposer ses craintes au commissaire de police, qui finalement l'arrête. Il y a quelques années il avait fait une première tentative de suicide par asphyxie, tentative qu'il avait l'intention de renouveler, il y a deux mois, par la pendaison ; on dut alors lui retirer une corde dont il graissait le nœud coulant afin de se pendre.

On voit combien le caractère de l'impulsion se modifie chez ces malades : loin d'attaquer les assassins de ses enfants, C..., pour mieux défendre ceux-ci, les étouffe sous un édredon ; l'inconscience de leurs actes est étrange ; toute trace d'énergie disparaît chez eux même dans le choix de leurs tentatives de suicide, et ils ont recours à tous les moyens passifs de mourir, l'asphyxie, la pendaison, etc. ; l'automatisme existe toujours, mais sa puissance est infime et parfois ne va pas jusqu'à les pousser à mettre leurs menaces à exécution. Tel, le malade A...., âgé de 68 ans, qui se fait arrêter pour menaces d'incendie et ne paraît plus ici en avoir conservé même un vague souvenir.

Observation XXX.

Affaiblissement sénile. — Attentat à la pudeur. — Menaces de mort envers sa femme.

A. P..... (Joseph), âgé de 53 ans, ex-sergent de ville, est entré dans le service de l'admission le 2 mars 1887.

Fils de cultivateurs, il fut lui-même occupé à la culture jusqu'à l'âge de 20 ans. A cette époque il entra dans l'infanterie. Trois ans après il passa dans la garde impériale, puis s'engagea dans la garde de Paris, où avec ses rengagements il resta 19 ans, sans jamais avoir pu parvenir à un grade. Il se maria en 1874, et vécut en qualité de sergent de ville, dans une des localités des environs de Paris. Jusque-là d'une conduite exemplaire, bien que d'une intelligence médiocre, cet homme avait l'estime de ses supérieurs. Il y a deux ans environ, son chef le fit appeler ; sa femme l'avait accusé d'avoir voulu s'amuser avec une petite fille de 13 à 14 ans qu'elle avait eu d'un premier lit, et il avait, paraît-il, répondu aux observations de celle-ci par des menaces de mort. Faute de preuves on lui conserva son poste, non sans lui avoir fait une sévère leçon. En janvier dernier, la preuve de semblables attentats ayant été établie, il fut révoqué.

Mieux qu'aucune démonstration, le récit même de cet homme et le tableau de son désespoir nous montreront à quel degré d'affaiblissement intellectuel ce vieux perverti sexuel était arrivé... Il y a un an une femme de 27 à 28 ans, qui le venait voir de temps à autre (depuis que sa femme l'avait quitté), était venue chez lui accompagnée d'une fillette âgée d'environ 14 ans, c'est celle-ci qui fit connaître à d'autres sa faiblesse vis-à-vis des petites filles, et alors toutes ces enfants, qui manquaient de tout sous le toit paternel, sous le prétexte de lui apporter du mouron, se donnèrent rendez-vous chez lui. « C'étaient, dit-il, des petites coureuses, des petites dévergondées, j'aurais dû les envoyer promener avec ma botte... ; mais je me suis laissé prendre, je les ai touchées. Il me répugnait de les voir, elles me demandaient des sous, buvaient, mangeaient ce qu'il y avait à la maison, se jetaient sur le lit et s'amusaient entre elles ». Il n'a fait que leur toucher avec la main les organes génitaux, et une fois a essayé le coït avec l'une d'elles, mais il n'y est pas parvenu et y a renoncé par crainte de la blesser. Puis il se prend à pleurer et ajoute : « Je ne sais comment j'ai fait cela ; moi, un soldat, me laisser aller à des actes inspirant un tel mépris, moi ancien sommelier des officiers de la garde de Paris, etc. Oh malheur ! malheur ! » et il continue à se lamenter.

Voilà un homme marié resté pudique pendant toute sa vie antérieure, qui donne à 53 ans les premiers signes de perversions sexuelles ; cet homme peut-il être coupable ? Évidemment non, et l'ordonnance de non-lieu qui l'envoya à l'asile Sainte-Anne est pleinement justifiée. L'excitation génitale, en effet, peut prendre plus d'empire à mesure que s'affaiblit la raison, et bien souvent la vieillesse amène en même temps qu'un affaiblissement général la déséquilibration et la prépondérance de certains centres nerveux tels que les centres postérieurs et médullaires sur les fonctions des centres antérieurs. Alors on retrouve chez le vieillard toutes ces impulsions des débiles inférieurs (idiots imbéciles), etc., qui les poussent à la masturbation.

Les paralytiques généraux, les débiles, les épileptiques, etc., tous les malades affaiblis, sont, ou peuvent devenir masturbateurs ou pervertis sexuels. Aussi, sauf de rares exceptions, les affaires d'attentats à la pudeur chez les séniles sont-elles bien plus souvent de la compétence du médecin que de celle du juge.

CARACTÈRES GÉNÉRAUX
DES ACTES IMPULSIFS DES ALIÉNÉS

En résumé, nous dirons que toutes les fois qu'un malade soupçonné d'aliénation mentale sera présenté à l'examen après avoir commis des actes impulsifs, on devra rechercher tout d'abord quel est le caractère général des impulsions auxquelles il a obéi, s'il a eu conscience de ses actes,s'il en a conservé le souvenir. La nature de l'acte impulsif en lui-même pourra quelquefois éclairer le médecin, car il en est que l'on ne rencontre guère que chez certaines catégories de malades. Enfin les signes physiques qui accompagnent certaines affections mentales seront également d'un grand secours.

Chez les vieillards tombés en démence, les actes délictueux et les crimes habituels consistent le plus souvent dans le vagabondage; on les trouve les vêtements en désordre sur la voie publique, dans des tentatives de meurtre précédées de menaces qu'ils mettent parfois à exécution contre leurs femmes, leurs enfants, leurs amis. Ce sont des incendies causés par leur imprévoyance, des vols de peu d'importance, enfin, des obscénités , des outrages (quelquefois des attentats à la pudeur, etc.). Tous leurs actes sont empreints d'un grand cachet de débilité mentale, ce sont des affaiblis pour lesquels plaide leur grand âge et qui ne conservent bien souvent qu'un souvenir fugace ou nul de ce qu'ils ont fait.

Les paralytiques généraux se rapprochent beaucoup des séniles par le caractère général de leurs actes, ce sont aussi des affaiblis, mais des affaiblis excités et violents à la première période de leur maladie, qui s'entourent de dignités réelles ou factices, brisent ou frappent tout ce qui leur tombe sous la main, réclament avec exagération l'acte conjugal. Déjà, à cette période, on les trouve s'emparant de tout, volant aux étalages, dans les champs, et partout sous les yeux même des propriétaires des objets de leurs larcins, objets qui n'ont presque jamais de valeur; ils se font promener en voiture et refusent de payer les cochers, se font servir des dîners et ne payent pas le restaurateur. Loin de nier souvent ils se vantent naïvement et le sourire aux lèvres de leurs délits, ils ont des idées de grandeur et de richesse exagérées et béates. A côté d'une royauté dont ils s'affublent, ils avouent appartenir aux professions les plus pénibles (Magnan). Enfin la diminution de la mémoire et des forces, l'abolition complète du désir sexuel à la deuxième période de leur maladie, l'embarras de la parole, l'inégalité pupillaire, les troubles de la sensibilité générale font souvent de cette affection, lorsqu'elle est un peu avancée, l'une des plus faciles à diagnostiquer

Les débiles sont parfois beaucoup plus difficiles à reconnaître, car ils sont capables de tout : vol, meurtre, suicide pour des motifs futiles, craintes vaines d'empoisonnement, perversions sexuelles, masturbation solitaire et réciproque en public ou non ; insultes aux magistrats et aux agents de l'autorité, violences contre leur famille, etc... Leur délire bien souvent réflète l'image de tous les grands événements de l'époque, ils aspirent aux fonctions sociales les plus élevées et n'ont même pu apprendre à lire et à gérer leurs biens ; mais c'est surtout le faible niveau intellectuel du sujet que l'examen fera ressortir qui sera de quelque utilité pour le médecin.

Les actes des épileptiques ont une soudaineté, une violence, une inconscience telle qu'il n'est guère possible de les confondre avec ceux d'autres malades. Ils ont des impulsions subites et violentes à fuir, à mettre le feu, à voler, à se jeter sur les passants ou leur entourage, frappent et renversent tout sur leur passage ; ils sont querelleurs avec les agents de l'autorité, entrent dans des colères épouvantables, d'un caractère inégal, parfois ils se livrent au suicide et toujours avec l'inconscience la plus absolue. Lorsque ces impulsions suivent ou accompagnent la grande attaque, l'amnésie complète qu'en a le malade les juge ; mais parfois ces impulsions paraissent un acte de décharge qui remplace la crise, laquelle alors se manifeste seulement par une impulsion dont le malade peut conserver le souvenir (1).

La grande attaque est caractérisée par un cri, une chute à terre, des secousses toniques et cloniques, de l'écume à la bouche, la morsure de la langue, une uri-

(1) Ce phénomène que nous avons cru observer plusieurs fois mériterait confirmation.

nation involontaire, puis un court sommeil très profond pendant lequel le malade ronfle. La petite attaque peut être extrêmement fugace, c'est une suspension très courte de l'idéation, un peu de pâleur de la face, ou quelques mouvements saccadés de la tête tiraillée par les muscles sterno-mastoïdiens, et tout est fini.

Chez l'alcoolique, la note dominante est l'hallucination terrifiante; il faudra de plus, si on le peut, se renseigner sur l'hérédité. Leurs impulsions sont presque toujours la conséquence de leurs hallucinations; ils voient des flammes, du feu, des étincelles et alors ils fuient, veulent lancer leurs enfants ou leurs femmes par la fenêtre, se jeter à l'eau, cassent les glaces des avertisseurs d'incendie. Ils voient des gens qui les poursuivent, crient au voleur, à l'assassin, menacent, frappent les personnes qui les environnent, insultent les agents qui ne les défendent pas contre ces êtres imaginaires, revoient leurs parents morts, s'accusent d'attentats à la pudeur ou de crimes qu'ils n'ont pas commis. Ils ont la nuit des insomnies, des frayeurs, des tremblements, des soubresauts, la sensation de milliers de chats, de rats ou de serpents qui leur courent sur le corps, voient grimacer les portraits de leurs ancêtres dans le cadre de leurs tableaux, prennent pour des fantômes leurs habits accrochés au mur de leur chambre et le plus souvent conservent le souvenir de tout ce qu'ils ont ainsi vu.

Les impulsions des dégénérés héréditaires sont caractérisées par l'obsession, l'irrésistibilité, l'état de conscience et le soulagement, dès qu'ils ont satisfait à l'acte maladif ; ce sont tantôt des pyromanes, des cleptomanes, des pervertis sexuels, des dipsomanes, des claustrophobes, etc... Ils sont les héritiers de toutes les monomanies d'autrefois. Ils ont de l'onomatomanie, de l'agoraphobie, de la folie du doute, etc. Leurs impulsions sont conscientes, ils en conservent un souvenir exact et quelquefois même ont un esprit cultivé. Ce sont les malades, si l'on ne tient compte des autres syndromes, sur l'état mental desquels on risque le plus de s'égarer, car ils paraissent le plus souvent lucides et responsables. Aussi rappellerons-nous encore les caractères de leurs actes délirants (1), obsessions, impulsions irrésistibles, état de conscience, satisfaction dès l'acte accompli, puis regret.

Les excités maniaques se rapprochent de l'épileptique par la violence de leurs impulsions; elles sont souvent irréfléchies, mais conscientes. Le plus souvent, elles se montrent à la suite d'abus des plaisirs ou du travail ; elles se traduisent par des actes de violences envers leur entourage et même envers les objets inanimés. L'accès d'agitation peut quelquefois reconnaître pour cause des coups, ou un traumatisme crânien antérieur.

Les impulsions des délirants chroniques se manifestent le plus souvent par des actes de violence envers les personnes qui entourent le malade, par des outrages aux magistrats, aux agents de l'autorité, etc. Pendant les deux premières périodes de leur affection, ces

(1) Voyez Thèse de M. Legrain. Du délire chez les dégénérés héréditaires. Paris, 1886.

malades étant en proie à des idées de persécution deviennent dangereux, mais le danger est plus grand encore à la seconde période lorsqu'ils désignent leurs persécuteurs. Sans cesse accompagnés d'une arme dont ils sont prêts à faire usage pour se défendre, ils interprètent à leur désavantage tout ce qui se fait autour d'eux, ils se figurent qu'on veut les empoisonner, ont des troubles de la sensibilité générale, vont au loin prendre leurs repas, enferment souvent leurs aliments pour que l'on ne puisse y mélanger de poison. Enfin tant de misères ne pouvant être dirigées que contre un être supérieur, ils versent dans les idées ambitieuses (troisième période) et finissent par la démence.

Les impulsions des mélancoliques s'exercent plus rarement envers leur entourage. Triste, abattu, fuyant tous ses amis, le mélancolique est son pire ennemi. Il ne songe qu'à finir ses tourments et cherche la mort. Aussi ces malades accomplissent-ils tous des tentatives de suicide, qu'ils répètent parfois avec une opiniâtreté dont on se fait difficilement une idée.

Par leurs impulsions les hystéro-épileptiques se rapprochent des épileptiques et les absinthiques des alcooliques et des épileptiques; aussi les absinthiques présentent-ils ce phénomène singulier qu'à côté de périodes où ils ont perdu tout souvenir de leurs idées délirantes (absinthisme), il en est d'autres dans le même accès où les faits sont encore présents à leur esprit (alcoolisme), en sorte que les voyant se rappeler certaines de leurs impulsions, nier absolument les autres, si l'on s'en tenait à un examen superficiel, on pourrait croire à la simulation.

Les hémiplégiques ont des impulsions qui les rapprochent des paralytiques généraux et des déments séniles, mais ils ont une faiblesse musculaire unilatérale qui éclaire vite le diagnostic et qui siège presque toujours à droite et alors souvent s'accompagne d'aphasie.

Enfin la perte absolue du souvenir, suivant les actes impulsifs et la présence de lacunes laissées dans l'esprit de certains malades au sujet de ces actes, devront toujours provoquer un examen approfondi, car ce sont des signes certains de leurs troubles mentaux au moment de l'impulsion. On devra rechercher encore si ces malades ne présentent pas d'autres accidents épileptiformes, s'ils n'ont pas fait d'abus de certains alcools, d'absinthe, de vermouth, et de quelques autres liqueurs susceptibles de provoquer des accidents analogues à ceux de l'épilepsie et de l'absinthisme.

Au point de vue médico-légal, les malades impulsifs-amnésiques ne sauraient être responsables, la responsabilité ne pouvant être encourue que par des gens conscients et libres de leur détermination, tandis que l'impulsion maladive, résultat même de l'arrêt des fonctions de leurs centres volontaires, ne les laisse pas maîtres d'eux-mêmes. Mais leurs impulsions pouvant les rendre redoutables et les soins dont ils ont besoin ne pouvant leur être distribués que dans les asiles d'aliénés, il y aurait lieu d'établir dans ces asiles des quartiers appropriés et spécialement surveillés pour ces malades.

CONCLUSIONS

De l'ensemble de ce qui précède, nous nous croyons autorisé à tirer les conclusions suivantes :

Les actes impulsifs des déments séniles, des paralytiques généraux et des imbéciles, ont pour cachet commun leur débilité, leur peu de valeur, leur niaiserie, l'âge du sujet ; les signes physiques concomitants, l'examen du raisonnement et des notions qu'il a pu acquérir jusque-là feront facilement distinguer le sénile du paralytique et de l'imbécile.

Les actes des épileptiques sont remarquables par leur violence, leur soudaineté, leur inconscience, la perte du souvenir qui les suit toujours.

Ceux des dégénérés, par l'obsession, l'impulsion irrésistible, l'état de conscience et de soulagement, dès qu'ils les ont accomplis.

Les impulsions des alcooliques ont presque toujours lieu sous l'influence d'hallucinations terrifiantes ou d'idées délirantes. Elles reflètent la peur, sont soudaines, le plus souvent conscientes et tôt ou tard le malade peut en recouvrer le souvenir.

Les excités maniaques se rapprochent de l'épileptique par la violence de leurs actes qui sont irréfléchis, mais conscients et dont ils conservent le souvenir.

Le plus souvent leur maladie reconnaît pour cause des excès de toute sorte.

Les actes des délirants chroniques ont un caractère de défense; ils peuvent être très violents, visent quelqu'un de leur entourage dont ils croient avoir eu à se plaindre. Ils s'en souviennent toujours.

Enfin, ce sont chez le mélancolique des tentatives de suicide répétées et tenaces.

L'amnésie ou la perte du souvenir d'un acte impulsif est toujours la marque d'un trouble mental au moment où l'acte s'est accompli, et doit provoquer un examen sérieux du sujet.

Ces aliénés ne peuvent être qu'irresponsables. Ceux qui commettent des actes délictueux et des crimes qualifiés tels par les lois devraient être placés dans les asiles, mais dans des quartiers spéciaux et sous une surveillance étroite.

INDEX BIBLIOGRAPHIQUE

Les impulsions se trouvent examinées dans tous les traités de médecine mentale et ont fait déjà l'objet de nombreuses publications qui, pour la plupart, sont disséminées au milieu d'autres travaux.

Parmi ces travaux à peu près spéciaux, il convient de citer :

— FALRET (J.-P.). De l'hypocondrie et du suicide, Paris, 1882.
  — Les aliénés dangereux, et ses leçons sur la médecine mentale où la question se trouve examinée.

— JACKSON (H.). Des troubles intellectuels momentanés qui suivent les accès épileptiques. In Revue scientifique, 19 février 1870.

— FERRIER. Fonctions cérébrales.

— MAGNAN. Alcoolisme, 1874. Etude classique sur les impulsions et les actes des aliénés, en 1881. Leçons sur l'épilepsie, 1882.

— RESPAUT. Epilepsie. Thèse de Paris, 1884.

— FORTINEAU. Impulsions au cours de la paralysie générale. Thèse Paris, 1885.

— LEGRAIN. Du délire chez les dégénérés. Thèse de Paris, 1886.

Beaucoup d'autres publications y ont eu trait encore, et tous les traités de médecine mentale y font allusion. Quand à la responsabilité, elle s'y trouve également examinée, et de plus fait l'objet d'un chapitre ou de leçons spéciales dans tous les travaux écrits sur la médecine légale que nous ne saurions citer ici, mais dont les plus récents sont ceux de MM. Brouardel, Legrand du Saulle, Tardieu, Parchappe, Calmeil, etc.

Nous ne saurions mieux faire que d'y renvoyer le lecteur.

Paris. — Imp. de la Fac. de Méd., A. Davy, succr de A. Parent,
52, rue Madame et rue Corneille, 3.

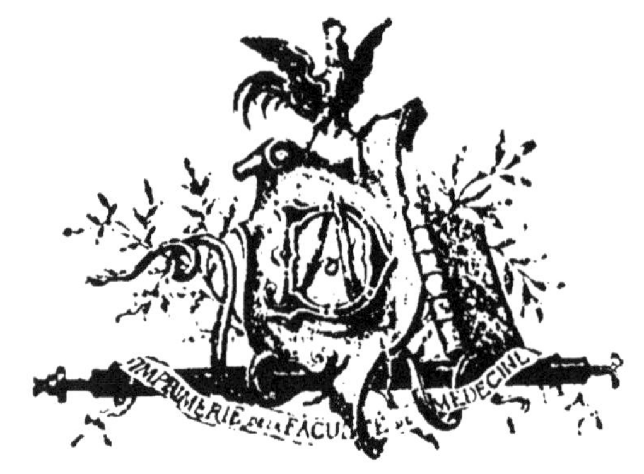
IMPRIMERIE DE LA FACULTE DE MEDECINE